KB272550

한평생 온 가족 건강을 위하여

에이즈 예방과 치료법

(완벽한 그림해설! 이론과 실천요령 총망라!)

현대건강연구회 편

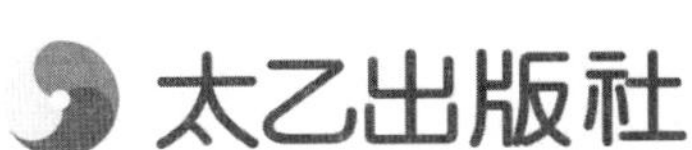

머 리 말

'에이즈 환자가 늘고 있다.'

이것은 전 세계 매스컴을 통해서 날마다 보도되고 있는 사실이다. 더러는 인간의 종말론을 에이즈와 연계시켜 말하기도 한다. 에이즈를 퇴치할 수 있는 신약이 개발되기 전까지는 '에이즈 공포증'은 인간의 가장 큰 두려움 중의 하나로 계속 성장해갈 것이다.

에이즈라는 병이 발견된 것은 1981년도부터이다. 이후부터 수많은 학자들이 이 병에 관한 연구를 계속하고 있지만 아직 아무런 진전도 보여주지 못하고 있다.

이리하여 계속 늘어나는 수많은 환자들이 어쩔 방법도 없이 삶의 한 가운데에서 부득이하게 죽어가고 있다.

일단 이 병에 걸리게 되면 신체가 급속도로 쇠약해져서 건강한 상태에서는 가볍게 물리칠 수 있는 약한 병원균에도 쉽게 침범당해서 결국은 목숨을 잃게 된다.

물론 세계의 많은 과학자들은 에이즈 바이러스 박멸의 연구에 여념이 없다. 복잡하고 단단한 바이러스의 갑옷을 뚫고 들어가 그 활동을 잠재우려고 노력하고 있다.

한편 우리들로서는 무엇보다도 에이즈에 관한 보다 확실한 정보를 얻을 필요가 있다. 상대를 모르고서는 결코 상대를 이길 수 없다. 이것은 생과 사의 철칙이다.

그래서 누구나가 이 가공할 공포의 에이즈에 대해서는 자세히 알아야 한다.

에이즈는 어떤 경로로 감염되는가?

자신이 만약 감염이 되었을 때는 어떻게 해야 주위의 사랑하고 아끼는 사람들에게 감염되지 않게 할 수 있는가?

감염의 징후는 어떻게 판별하는가?

지금의 법적, 사회적 상황 속에서 에이즈라는 병을 어떻게 평가하고 어떻게 생각하는 것이 좋을까?

이러한 제반의 정보를 보다 정확하게 알고 있다면 에이즈라는 정체 불명의 병에 대한 예방은 물론 에이즈의 확산 방지에도 크게 한 몫을 차지할 수 있으리라 믿는다.

이러한 관점에서 이 책은 에이즈에 관한 제반의 필수 정보를 모아 알기 쉽게 엮어 보았다.

일상 생활에서 자연스럽게 부딪칠 수 있는 여러 상황들을 염두에 두고 서술하였기 때문에 일상 생활 속에서 에이즈에 관한 경각심을 갖고 미연에 방지한다거나, 에이즈 환자를 식별하여 주의한다든지 환자 본인을 위한 조치 등을 취하기에 용이하도록 할 뿐만 아니라, 일단 감염된 환자들이 희망을 잃지 않고 올바른 사고지향으로 굿굿이 살아가는데 주위에서 도움을 줄 수 있는 지혜를 얻을 수 있도록 노력하였다.

특히 이 책에서는 에이즈 감염 리스크 경감 방법의 하나로 성행위에 대해서 자세히 서술하고 있기 때문에 혹시 꺼림직하게 생각하는 독자 분이 계실 지도 모른다.

　하지만 성행위가 에이즈에 미치는 영향에 대해서는 이미 누구나가 다 알 정도로 가장 큰 감염 경로로 인정되고 있기 때문에 이에 관한 정보는 에이즈 예방에 절대로 빼 놓을 수 없는 것이다.

　왜냐하면 에이즈의 만연을 저지하기 위해서는 에이즈에 관한 올바른 정보의 보급만이 유일한 수단이 될 수 있기 때문이다.

　물론 에이즈에 다년간 연구해온 학자 중에는 협의에 근거한 성인간의 성행위에 대해서는 사람에 따라 여러 가지 주관적인 견해가 있음을 인정하고 있는 경우도 있고, 어떤 성행위를 하느냐 하는 것은 각자가 스스로 신중하게 결정하여 행동하면 되는 문제라고 생각하기도 한다.

　하지만 모든 학자들은 불법 정맥 주사에 의한 마약 섭취에는 한결같이 반대하고 있다. 그러나 마약 상용자들은 대부분 이러한 이야기에 곧잘 귀를 기울이려 하지 않는다.

　이 책에서는 이러한 사람들을 위해서도 가능한 피해를 최소화할 수 있도록 다각적인 방법을 제시해 놓고 있다.

　그러므로 어느 누구든지 이책을 그냥 단순한 흥미거리로만 대할 것이 아니라, 보다 주의깊게 살펴보고 일상 생활 속에서 꼭 필요한 기본 상식의 하나로써 이 책의 내용을 숙지해 주기를 바란다.

　언제 어떻게 자신의 앞에 나타날 지 모르는 무형의 적을 방어할 수 있는 유일한 책략은 바로 끊임없이 관심을 가지고 예방 대책을 세우는 일이다.

누가 뭐라고 해서가 아니라 자기 자신이 확고한 의지를 가지고, 인류를 이 땅 위에서 멸망으로 몰아 넣을지도 모르는 에이즈와 싸우는 것은 바로 미래에 대한 희망을 갖고 살아가는 당신의 몫이다.

지금 당신은 에이즈와 전혀 상관이 없을 지도 모른다. 아니면 에이즈의 그림자에 무서워하고 있는 한 사람일지도 모른다.

어찌되었든, 당신이 어떤 위치에서 어떤 삶을 살아가고 있든 간에 적어도 한 권의 책 만큼은 천형(天刑)의 에이즈에 대한 소중한 정보원으로 삼을 수 있기를 바란다.

이 한 권의 「에이즈 예방과 치료법」에 관한 정보서가 당신의 주위에, 당신 회사의 책상 위에, 병원의 탁자 위에, 사람의 손길이 와 닿고 눈길이 머무는 모든 곳에 놓여져 보다 많은 사람이 접하고 이해함으로써 보다 밝은 사회가 이룩될 수 있기를 바란다.

엮은이 씀.

에이즈 예방과 치료법
* 차 례 *

제 3 장/에이즈의 예방과 마음 가짐

제 2 부 에이즈 예방을 위한 7가지 행동지침

제 1 장/에이즈를 알아야 에이즈를 막을 수 있다

제 2 장/에이즈에 대한 보다 확실한 지식

제 3 장/감염 경로를 밝혀 내자

제 4 장/에이즈는 어떻게 예방하는가

제 5 장/검사를 올바로 받는 법

제 6 장/에이즈 의료는 이것만 진행되고 있다

제 7 장/프라이버시를 지키는 법

제 8 장/의료보험을 생각해 두자

에이즈란 어떠한 병인가

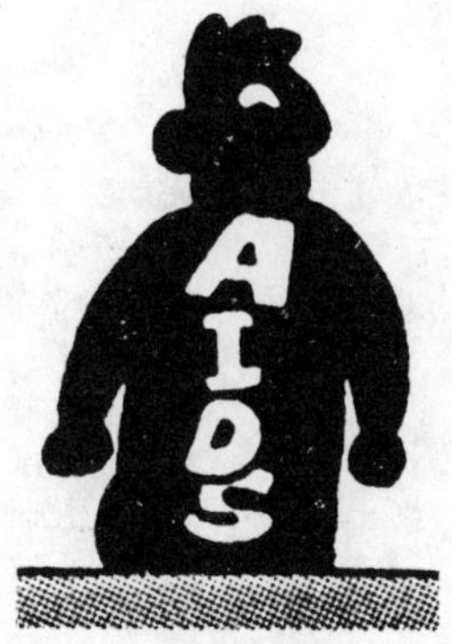

프롤로그

에이즈의 상식

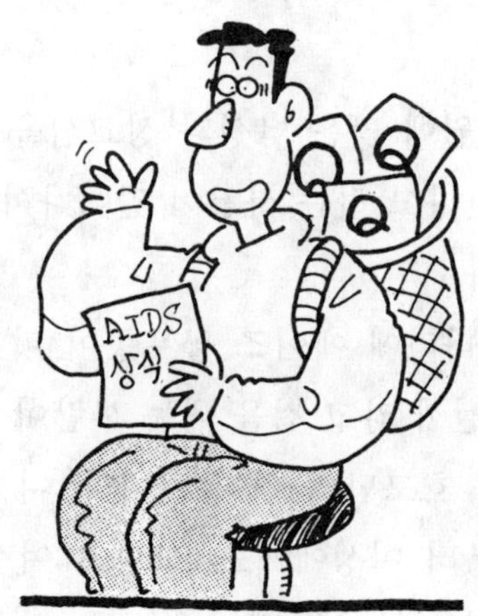

□ 에이즈, 이것만은 알아 두자

에이즈(AIDS)라고 하는 무서운 병이, 전세계에 퍼지고 있다. 나날이, 신문이나 텔레비전 잡지 등에 이 비참한 병이 보도되고, 이미 국내에서도 수십 명의 환자가 나왔다.

그 중 사망자만도 수십 명이 되고 있다. 이 병이 화제가 되기 시작했을 무렵은, 미국의 남성 동성애자(소위 호모라고 불리는 사람들) 그룹에 많이 발생하고 있다고 하기 때문에, 외국의 그것도 특수한 사람들의 병일 것이라고, 반흥미 본위로 보고 있던 사람이 많았다고 생각한다.

그런데, 필리핀에서 온 해외 근로자 한사람이 에이즈에 걸려 있었다고 하기 때문에, 그 여성과 성교섭을 가진 50명 이상의 남성이 불안한 나날을 보냈다. 1986년말부터 다음해 1월에 일어난 일이었다.

계속해서 같은 1월에 많은 남성과 성교섭을 갖고 있던 여성이 에이즈로 사망한다고 하는 사건이 일어나서, 갑자기 우리들 주변의 병이 되었다.

이렇게 해서 온 나라에 에이즈 공포증이 퍼져 '자신도 에이즈에 걸린 것은 아닐까'라고 겁을 내는 사람이 늘어났다.

확실히 에이즈는 호모만의 병이 아니라, 여성으로부터 남성에게도, 남성으로부터 여성에게도, 그리고 여성에게서 태어나는 아기에게도 옮기는 무서운 병이다.

세상에는 옮기는 병이 여러 가지 있지만, 그 중에서 동물이나 곤충, 혹은 인간이 갖고 있는 병이 건강한 인간에게 옮겨서 병을 일으키는 경우가 있다.

이것을 '감염증'이라고 부르며, 감염을 일으키는 것을 '병원체'라고 한다. 에이즈는 바이러스라고 불리는 병원체로, HTLV−Ⅲ, LAV, HIV 등의 명칭이 있지만, '에이즈 바이러스'쪽이 알기 쉬우므로 이렇게 불러 둔다.

이와 같이 적의 정체를 대강 알았다. 미국에서는 몇 만명이라고 하는 환자가 나오고 있지만, 다행히 우리 나라에서는 아직 소수이다. 옛날부터 말하겠죠, '그를 알고 나를 알면 백전백승이다'라는 말이 있다. 적의 위크 포인트를 알고, 몸을 지키는 방법만 생각하면, 에이즈는 그다지 무서운 병은 아니다.

이 책에서 에이즈에 대해 공부하고, 올바른 지식을 갖고 에이즈 박멸에 유용하게 이용해 주기 바란다.

일반 병원에서도 이 한권으로 에이즈 대책은 간단히 할 수 있다.

과학은 나날이 훌륭하게 진보하고 있다. 에이즈의 치료법도 이윽고 반드시 완성할 것이다. 이전 지구상에 맹위를 떨친 폴리오(소아마비)가 그림자를 감췄듯이, 에이즈도 틀림없이 지구로부터 모습을 감출 날이 오리라고 생각한다.

문제는 그 날이 올 때까지, 어떻게 자신을 에이즈로부터 지키고, 에이즈 환자를 어떻게 대처해 나가느냐이다.

이런 경우는 감염하는가?

문답을 통해서 보다 확실하게 인지해 두도록 하자.

Q1. 친구가 모였을 때, 같은 식기나 젓가락을 사용했다. 괜

찮은가?

A. 거의 걱정할 필요없다. 에이즈 캐리어의 경우, 타액에도 아주 조금 에이즈 바이러스가 포함되어 있지만, 이 정도로는 감염하지 않는다.

Q2. 에이즈의 캐리어(보균자)와 같은 냄비의 음식을 먹어도 감염의 가능성은 없는가?

A. 없다. 에이즈 바이러스는 열에는 약하다. 또한 지금까지 음식으로부터 감염했다고 하는 예는 전혀 없다.

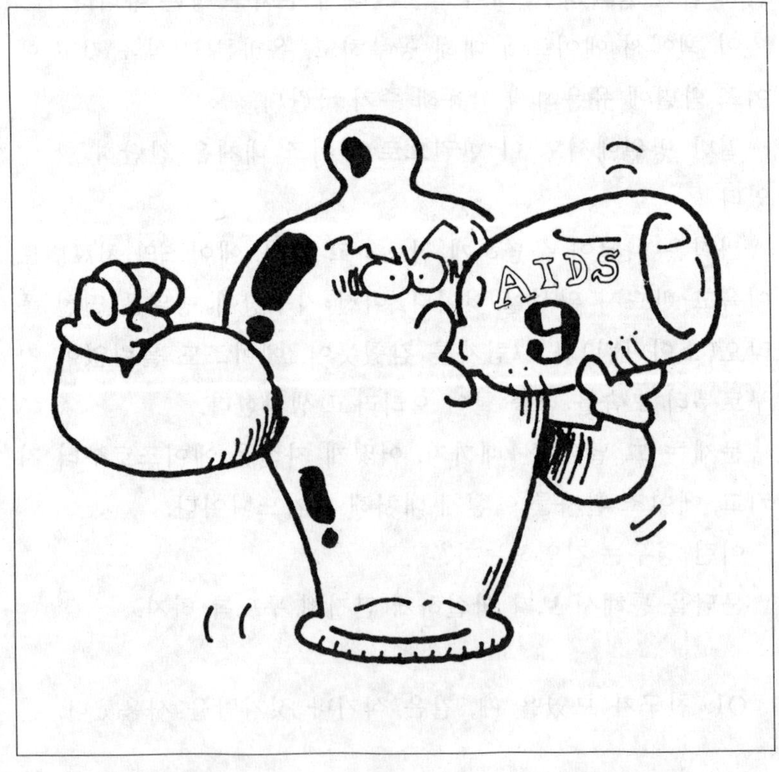

Q3. 에이즈 환자의 식기는 따로 세척하는 편이 좋은가?

A. 만일 바이러스가 식기에 부착해 있었다고 해도 보통의 세정 방법으로 완전히 떨어져 버리기 때문에 특별히 신경을 쓸 필요는 없다.

Q4. 누가 사용했는지 모르는 입술 연지를 발랐는데……?

A. 타액으로 상당히 젖어 있지 않는 한 걱정할 필요는 없다. 담배를 돌려 피우는 것도 마찬가지이다.

Q5. 코인 론드리를 이용하고 있는데, 앞 사람의 세탁물로부터 감염할 가능성은?

A. 에이즈 바이러스는 세정에 약하고, 만일 혈액이나 정액이 묻어 있어도 곧 사멸하므로 괜찮다.

Q6. 학교나 직장에 에이즈 환자가 있었을 경우, 주위 사람이 에이즈에 걸릴 우려는 없는가?

A. 일상적 접촉으로는 감염할 우려는 없다.

Q7. 전철의 손잡이나 돈으로 감염하는 일은 없는가?

A. 걱정없다.

Q8. 에이즈 환자의 피를 빤 모기에게 물려도 괜찮은가?

A. 괜찮다. 모기로부터 감염했다고 하는 예는 지금 현재 없고, 국내에서는 거의 생각할 수 없는 일이다.

Q9. 에이즈 환자와 함께 수영장을 이용해도 괜찮은가? 또, 수영장 물을 들이마셔 버렸다고 한다면……?

A. 걱정없다. 만일 바이러스가 섞여 있었다고 해도, 물속에서 바이러스는 희석되고, 염소 등의 소독제로 죽는다.

Q10. 공중 목욕탕을 이용하고 있는데, 그곳에서 감염할 가능성은?

A. 그 가능성은 없다. 에이즈 바이러스의 감염력은 매우 약하기 때문에 괜찮다.

Q11. 타올, 면도칼을 공유하고 있는데, 감염의 위험은 없는가?

A. 타올은 혈액이 흠뻑 묻어있지 않는 한, 보통으로 세탁하고 있으면 괜찮다. 면도칼은 상처를 만들기 쉽고, 또 혈액도 묻기 쉬우므로 공유하지 않는 편이 현명하다.

Q12. 이발소에서 수염을 깎는 것은 걱정없는가?

A. 가게에서의 면도칼은 1회 1회 소독하든가, 1회용을 사용하도록 정해져 있지만, 완전히 지켜지고 있다고는 말할 수 없다. 위생적인 가게에 가는 것이 현명하다.

Q13. 병원의 주사바늘이나, 헌혈 때의 바늘로 감염되는 경우는 생각할 수 없는가?

A. 공인된 의료기관의 경우는 한사람 한사람 일회용 주사바

늘을 사용하도록 되어 있기 때문에 병원 측에서 규정만 잘 지켜 준다면 걱정할 필요없다.

Q14. 키스로 감염하는가?

A. 조금 주의가 필요하다. 입속에 상처나 충치가 있는 경우, 격렬한 키스를 했을 때에 감염할 가능성이 있다. 그러나 지금 현재, 키스로 감염한 예는 없다.

Q15. 섹스 때, 콘돔을 사용하면 정말로 괜찮은가?

A. 거의 괜찮다. 단, 행위의 처음부터 장착하지 않으면 의미가 없다.

Q16. 에이즈 환자의 모친에게서 태어나는 아기는 감염되어 있지 않는가?

A. 감염되어 있을 확률은 매우 높다. 태내에서 감염되지 않더라도, 생후 모유로부터의 감염도 생각할 수 있다.

Q17. 만일, 에이즈에 감염되면 어떻게 하면 좋은가?

A. 에이즈 바이러스의 항체 검사가 양성이라고 하는 결과가 나와도, 많은 사람은 에이즈를 발병하는 일 없이 생활하고 있다. 중요한 점은 의사 등의 지도에 따라서 자신의 건강 상태에 주의함과 동시에, 주위 사람들에게 감염시키지 않도록 주의하는 것이다.

Q18. 에이즈 바이러스에 대한 예방 접종은 없는가?

A. 지금 현재 에이즈에 대한 예방 접종은 없다. 만일 할 수 있다고 하는 전망이 서도, 실용화는 상당히 먼 미래가 될 것 같다. 어쨌든 현재의 최선의 예방책은 에이즈 환자의 발생이 많은 곳에서 생활하는 사람들과의 성적 접촉을 피하는 것이다.

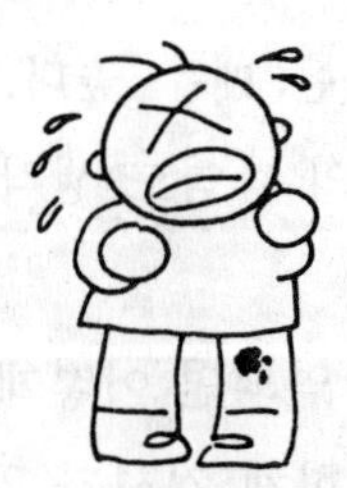

제 1 장

에이즈의
기원과 정체

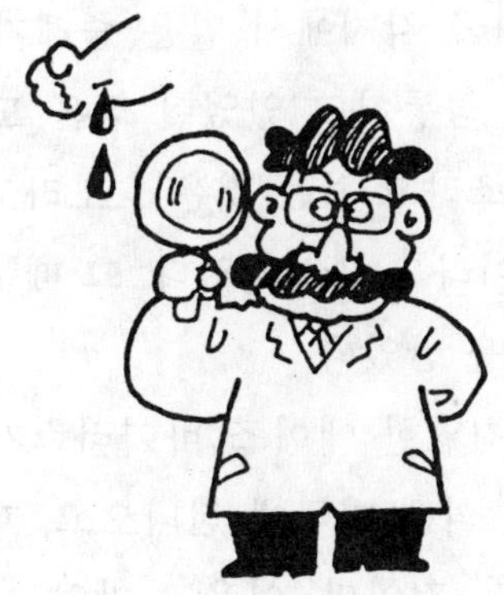

□ 아프리카에서 아이티로, 그리고 미국으로

언제쯤부터 에이즈가 지구에 존재했는지, 확실한 것은 모르지만, 에이즈의 개막은 1960년경 아프리카였을 것이라고 한다. 아프리카 푸른 원숭이에게 에이즈 바이러스와 매우 비슷한 바이러스가 발견되고 있기 때문에, 그 원숭이를 식용으로 하고 있던 부족으로부터 에이즈가 발생했다고 한다. 때로는 한 촌락이 전멸하는 것 같은 일도 있었던 듯하다. 그러나 전염병이 많은 아프리카이기 때문에 주목을 모으는 일은 아니었다.

그것이 누구에 의해 옮겨졌는지는 모르지만 카리브해를 건너서 인구 550만의 아이티라고 하는 작은 섬나라에 침입한 것이다. 그 후, 1981년에 미국의 로스앤젤레스 지방에서 카리니 폐렴이라고 하는 치료하기 어려운 병으로 몇 명인가의 건강했던 백인 남성이 사망했다.

잘 조사해 보니 미국 각지에서 같은 증례가 잇따라 보고되었다. 그런 환자에게 공통하고 있었던 점은 모두 남성 동성애자였다. 때문에 에이즈라고 하는 것은 호모라고 불리는 특수한 세계의 사람들의 병이라고 생각되었다. 그 때문에 처음엔 세상의 호기심에 찬 시선을 받았다.

아이티 주민에게 침입한 에이즈 바이러스가 아마도 관광하러 간 미국인 호모에 의해 미국에 건너오고, 계속 호모의 세계 속에서 퍼지고 있었을 것이다. 이윽고 마약 상용자 중에도 같은 병으로 죽는 사람이 발견되게 되었다. 그리고 혈우병 환자 중에도, 때로는 여성에게도 비슷한 증상으로 죽는 사람이 나왔다.

1982년, 이미 1,000명 이상의 환자가 발견되고, 더구나 그 반수 이상이 사망한다고 하는 무서운 질병의 출현은 단지 호모나 마약의 세계 뿐만 아니라, 미국 전국토를 패닉에 빠뜨렸다.

● 세계 각지에서 늘어나는 에이즈

아이티에서 미국에 상륙한 에이즈는 동해안(뉴욕 등)이나 서해안(샌프란시스코, 로스앤젤레스)의 호모 사이에서 퍼지고, 더욱 호모를 통해 세계 각국에 퍼져 갔다. 그것과 동시에 에이즈 바이러스에 감염된 혈액제제에 의해 국내에도 침입해 왔다.

유럽에는 미국으로부터의 침입 루트 외에 아프리카로부터 이주한 사람들이 갖고 들어온 것도 있다. 환자의 증가는 매년 2배가 되어 간다고 하는 공포로 1985년이 15,000명, 1986년은 30,000명을, 1987년(3월 현재)에 이미 40,000명을 돌파했다. 세계의 환자 수에는 아프리카의 데이타가 들어있지 않지만, 50,000명은 있다고 생각되고 있다. 지구상에 10만명 가까운 환자가 나타나고 있다.

□ 교활한 에이즈 바이러스

● '에이즈'라고 하는 이름의 의미

'에이즈(AIDS)'라고 하는 말이 사용되기 시작한 것은 1982

34

년의 일이다. 영어 단어의 머리 글자로 된 것으로 우리 나라 말로 고치면 '후천성 면역부전증후군'이라고 하는 어려운 이름이 된다.

선천성이라고 하는 말이 천성이라고 하는 의미이기 때문에 '후천성'이라고 하는 것은 태어난 후라는 의미이다.

'면역'이라고 하는 것은 병에 대한 저항력으로, 그것이 충분히 기능하지 않게 되는 것을 '부전'이라고 하며, 그 결과 여러 가지 증상이 나타나는 것을 '증후군'이라고 한다. 즉, 태어난 후에 면역력이 저하해서 여러 가지 병에 걸려 버린다고 하는 것이다.

● 병원체에 둘러싸인 생활

우리들 주위에는 여러 가지 병을 일으키는 병원체가 우글우글하고 있는 것을 알고 있는가? 하물며 백화점이나 영화관의 혼잡속에 가면, 질병의 원인이 되는 세균이나 바이러스가 득실거리고 있다.

세균이라고 하는 것은 보통의 현미경으로 보이는 것으로 대장균, 연쇄상구균, 티푸스균 등이 있다. 바이러스는 더욱 작아 전자현미경을 사용하지 않으면 조사할 수 없는 것으로 홍역이나 인플루엔자 바이러스가 잘 알려져 있다.

그 외에 무좀이나 백선의 진균(곰팡이류) 적리 아메바나 에이즈에서 흔히 이야기에 나오는 뉴모시스티스·카리니 등의 원충이라고 불리는 세균세포풀, 그리고 매독으로 유명한 스피로헤타 등이 병원체로서 틈만 있으면 우리들을 노리고 있다.

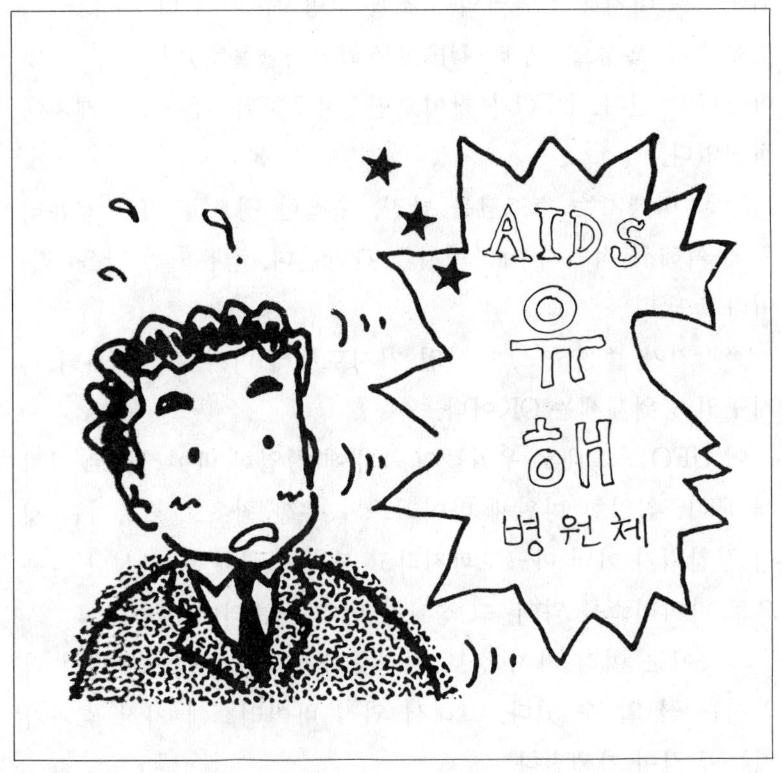

　그런데 이렇게도 많은 나쁜 병원체의 표적이 되면서 우리들이 건강하게 매일을 보낼 수 있는 것은 자신이 갖고 있는 면역력(저항력)이 외부로부터의 병원체의 공격을 막으려고, 항상 싸우고 있기 때문이다. 다만 우리들이 그것을 깨닫지 못할 뿐이다.

● 면역의 구조 ─ 생체 방위군으로 대치하고
　그럼, 텔레비전 만화로 친숙한 지구방위군의 역할을 생체방위군으로 대치해서 면역의 구조를 설명하고자 한다.

우주의 혹성으로부터 UFO(미확인비행물체)가 지구에 찾아왔다고 한다. UFO가 찾아오면, 지구방위군은 정보 캐치에 정신없다.

정찰 비행기는 스크램블 발진, 수집한 정보를 지구 컴퓨터로 분석해서 적인지 아군인지를 판단한다. 컴퓨터가 답을 '적'이라고 냈다.

공격기가 출동하고, 미사일 기지로부터 미사일이 발사되고, 지구의 방위체세는 OK이다.

이 UFO를 그대로 우리들의 체내에 침입한 바이러스로 대치해 본다. 침입한 병원체 바이러스와 우선 최초로 접촉하는 것이 정찰기가 아닌 마크로파지라고 불리는 식세포. 왕성한 식욕으로 바이러스를 먹어, 그 정보를 면역 컴퓨터에 전한다.

그곳에는 여러 가지 정보가 인풋되어 있기 때문에, 어떤 적인지는 곧 알 수 있다. 그래서 외적 바이러스에 가장 효과가 있는 공격이 가해진다.

그럼, 이렇게 해서 적을 찾아내어 공격에 참가하는 생체방위군 전사를 소개한다. 혈액 속에는 적혈구, 백혈구, 혈소판, 등의 세포와 액체 혈장이 있다. 정찰기인 마크로파지는 백혈구 그룹에 속한다. 공격의 주역도 백혈구 속의 림프구로, 그 중에서도 살인청부업자라는 이명을 가진 '킬러 T세포'가 바이러스가 정착한 세포에 침투해서 파괴하고, 바이러스를 은가로부터 쫓아낸다.

또한, 지구상의 미사일 기지에 상당하는 'B세포'라고 불리는 림프구는 '항체'를 만든다. 항체는 혈액의 흐름을 타고 운반되며, 막 침입해 온, 혹은 은가로부터 쫓겨난 바이러스에 달라붙어서, 바이러스를 작용할 수 없도록 중화하거나 파괴해 버린다.

이것이 생체방위군의 대략적인 구조로 우리들이 가진 '면역력'이다. 절대 어려운 것은 아니다.

● 면역의 지휘관은 헬파 T세포

다음에, 여기에서 면역 컴퓨터에 대해서 보충을 해 둔다. 면역 컴퓨터 속에는 적의 정보를 분석해서 공격 명령을 내는, 즉 킬러 T세포를 출동시키거나, B세포에 항체제조명령을 내는 지휘관이 있다. 이것이 '헬파 T세포'라고 불리는 림프구로, 가정부와 같은 이름인데 면역군의 보스역이다.

에이즈의 경우에는 에이즈 바이러스가 이 헬파 T세포 속에 침입하기 때문에, 면역군의 지휘관이 당해 버리므로 외적과 싸울 힘이 없어진다. 따라서 면역력이 작용하지 않는, 즉 '면역부전'이 된다.

● 일반 바이러스와 에이즈 바이러스

우리들 주위에는 인플루엔자, 홍역, 풍진, 유행성 이하선염, 수두, 일본 뇌염…… 등 이루 헤아릴 수 없을 만큼 많은 바이러스로 일어나는 병이 있다.

바이러스라고 하는 것은 자신의 힘으로 증가할 수 없다. 세균은 자신의 균체가 분열해서 자꾸 자꾸 증가해 가지만, 바이러스의 경우는 어떤 세포 속에서 자신은 작용하지 않고 세포에게 분신을 잇따라 만들게 한다.

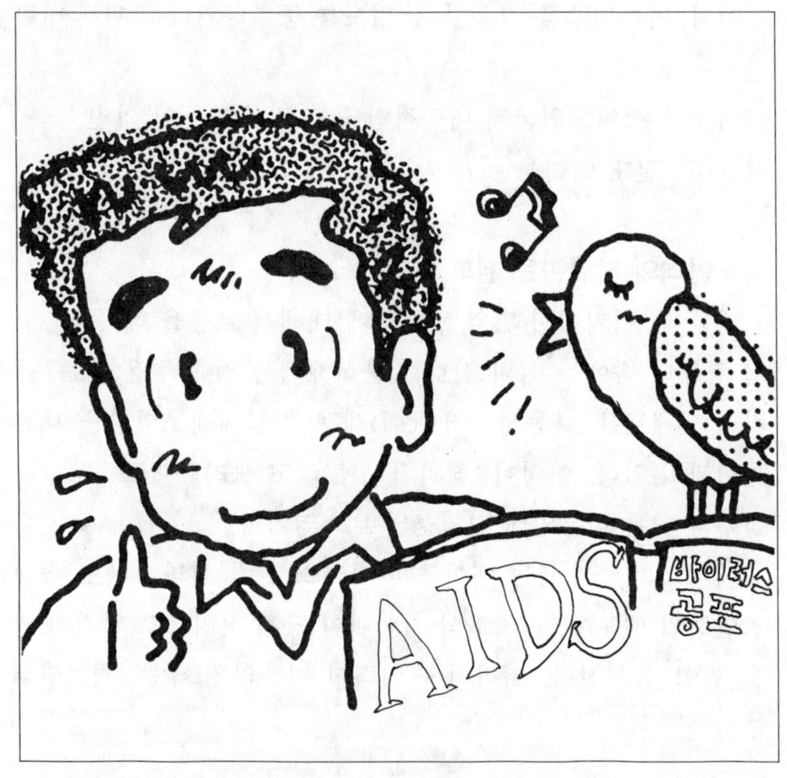

어떤 세포라고 하는 것은 각 바이러스의 기호 세포라고 하는 것으로 홍역에서는 피부나 입속의 점막, 유행성 이하선염이라면 이하선 세포라고 하는 것 같이 각각 다르고, 또한 그것에 따라 독특한 증상이 나타난다. 그러나 많은 경우, 자연히 치료되어 간다. 생체방위군이 작용해서 무사히 적을 해치워 주기 때문이다. 그 때, 환자의 혈액에는 감염한 바이러스의 항체가 많이 생겨 있다. 이것이 바이러스를 중화해 버린다.

따라서 어린 시절에 예방 주사로서 어떤 바이러스의 독력을 약화시킨 '왁찐'을 주사해 두면, 혈액 속에는 그 바이러스에 대한 항체가 생기기 때문에, 이윽고 누군가에게 그 바이러스가 옮겨져도 항체가 있기 때문에 괜찮다.

증상이 나타나지 않거나, 혹은 만일 나타나도 가볍게 끝난다. 예방 주사의 의미를 알았으리라 믿는다. 이것이 면역의 기본이다.

에이즈 바이러스도 몸속에 침입하면, 자신의 은가를 찾는다. 가끔 에이즈 바이러스의 기호가 조금 전의 생체방위군 중에서 가장 중요한 역할을 갖고 있는 헬파 T세포 였던 것이 비극의 시작이라고 말할 수 있을 것이다.

헬파 T세포에 침입한 에이즈 바이러스는 그 속에서 자신의 카피(분신)를 만들게 한다. 그것과 함께 머물 곳을 빌린 헬파 T세포는 완전히 지쳐서 죽어 버린다.

증가한 바이러스는 잇따라 새로운 헬파 T세포로 바꿔타기 때문에 보스를 잃은 면역군이라고 하는 생체방위군의 작용은 제각각. 모든 병원체의 침입을 받고, 실컷 유린당해 버린다.

●에이즈 바이러스는 18면상

그러나 생체방위군은 면역력이 파괴될 때까지 정확히 에이즈 바이러스의 항체를 만든다. 다만, 여기에 에이즈 바이러스의 교활함이 있다. 만들어진 항체가 바이러스 퇴치로 향하면, 바이러스가 모양을 바꾸어 항체의 공격으로부터 달아나 버린다. 이것을 바이러스의 변이라고 한다. 경찰의 수배를 받은 차가 체포될 듯 하면 넘버 플레이트를 바꿔서 단속으로부터 달아나버리는 것과 같다.

에이즈 바이러스는 이 변신이 빨라서, 지금까지 18종류의 변이가 알려져 있다. 괴인 20면상이라고 하는 이야기가 있었는데, 지금 현재 18면상. 항체라고 하는 추격자를 피해서, 에이즈 바이러스는 계속 증가한다. 이 때문에 일반 바이러스와 같이 왁찐을 사용해서 에이즈를 예방할 수 없는 것이 고민이다.

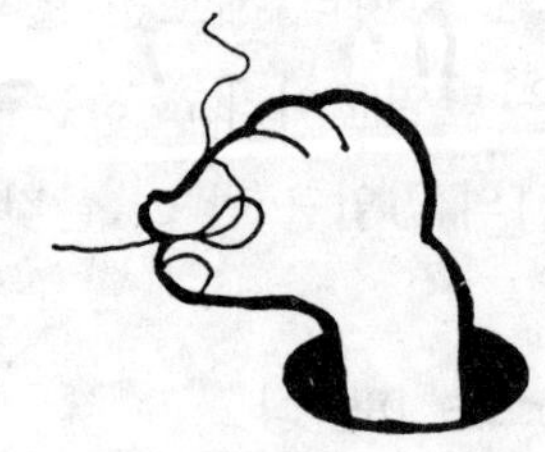

제 2 장

에이즈의 감염 루트와 증상 및 치료

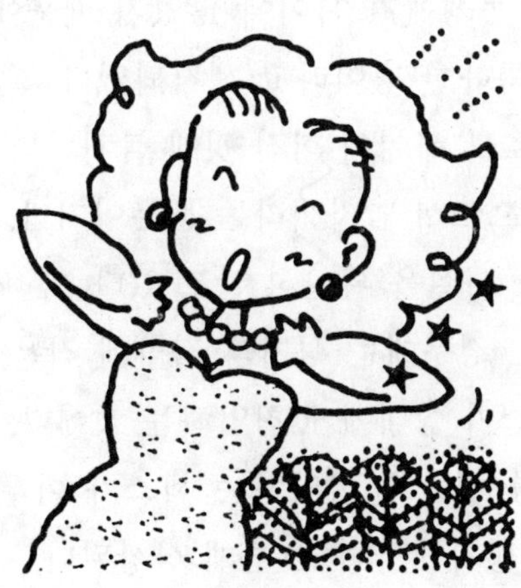

□ 감염 루트를 이해한다

바이러스에는 각각 특유의 감염 루트가 있다. 비말감염이라고 해서 공기중에 떠 있는 바이러스가 목이나 코로 침입하는 경우와 접촉 감염이라고 하는 환자와의 접촉으로 옮기는 경우가 많다. 때로는 모기가 매개하는 일본 뇌염과 같은 것도 있다. 그런데 에이즈 바이러스의 감염 루트는 가지 각색으로 성병적인 부분이 주이지만, 그 외에도 여러 가지 경로로 감염하기 때문에 감염 루트를 확실히 이해하는 것이 에이즈 대책의 기본이 된다.

1. 섹스

에이즈가 화제가 되기 시작했을 무렵, 이 병이 백인의 호모라고 불리는 남성 동성애자 사이에 많았기 때문에, 당초는 호모에게만 걸리는 특유한 병이라고 생각되었다. 그러나 그것은 미국에서 우연히 호모 사이에 퍼진 것에 불과하다는 사실을 알았다. 지금은 성병으로서 남자끼리는 물론이지만, 남녀간의 섹스라도 감염한다는 사실을 확실히 알고 있다.

섹스로 감염하는 경우에는 성기의 점막에 작은 상처가 생겨서 거기로 바이러스가 상대에게 침입하는 것이다. 호모인들 사이에서는 페니스를 항문에 삽입하는 섹스가 이루어지기 때문에 점막에 상처가 생기는 경우는 쉽게 상상된다.

그 중에서도 여자역 쪽은 하룻밤에 10명 이상의 상대를 하는 경우도 있다고 해서 복수의 인간과 성교섭을 갖는 여자역에게 에이즈 발병이 많다는 사실도 알았다.

남녀간의 섹스라도 한번의 교섭으로 반드시 감염하는 것은 아니지만, 모르는 사이에 점막에 상처를 입는 경우가 있기 때문에, 에이즈 바이러스에 감염한 사람과의 섹스에서는 위험이 따른다.

섹스를 '직업'으로 하고 있는 사람이나, 많은 사람과 섹스를 하는 사람에게 감염의 기회가 많은 것은 당연하다.

2. 혈액

에이즈 바이러스에 감염된 사람의 혈액이 주사되면, 100% 감염한다고 해도 좋을 것이다.

① 혈액 및 혈액제제

혈액은 대부분이 헌혈로 공급되고 있다. 상처나 수술로 수혈이 필요한 때 출혈이 멈추지 않을 때 등에, 이 혈액이 여러 가지 형태로 이용되고 있다. 앞에도 서술했지만, 혈액에는 적혈구·백혈구·혈소판의 세포 성분과 이것을 제외한 혈장이 있다.

빈혈이나 수술 때에는 적혈구가 부족하기 때문에 혈액 속의 적혈구만을 추출해서 수혈한다. 또한 혈우병이라고 하는 병이 있다. 혈액은 몸속을 흐르고 있는 동안은 유동성을 갖고 있지만, 출혈 등으로 몸밖으로 나오면 자연히 굳는다. 이것은 혈장 속에 있는 응고 인자가 작용하기 때문인데 혈우병 환자의 경우는 태어났을 때부터, 이 응고 인자의 일부가 부족하다. 이 때문에 건강한 사람의 혈장으로부터 제Ⅷ인자나 제Ⅸ인자라고 불리는 응고 인자를 추출해서 주사하여 보급할 필요가 있다.

또한 혈우병은 유전하지만, 여성은 보인자라고 해서 유전자를 갖고 있을 뿐 발병하지 않고, 남자에게만 발병한다. 이 때문에 응고 인자제제의 주사를 맞는 것은 남성에게 한전되고, 에이즈에 감염하는 것도 남성이라고 하게 된다.

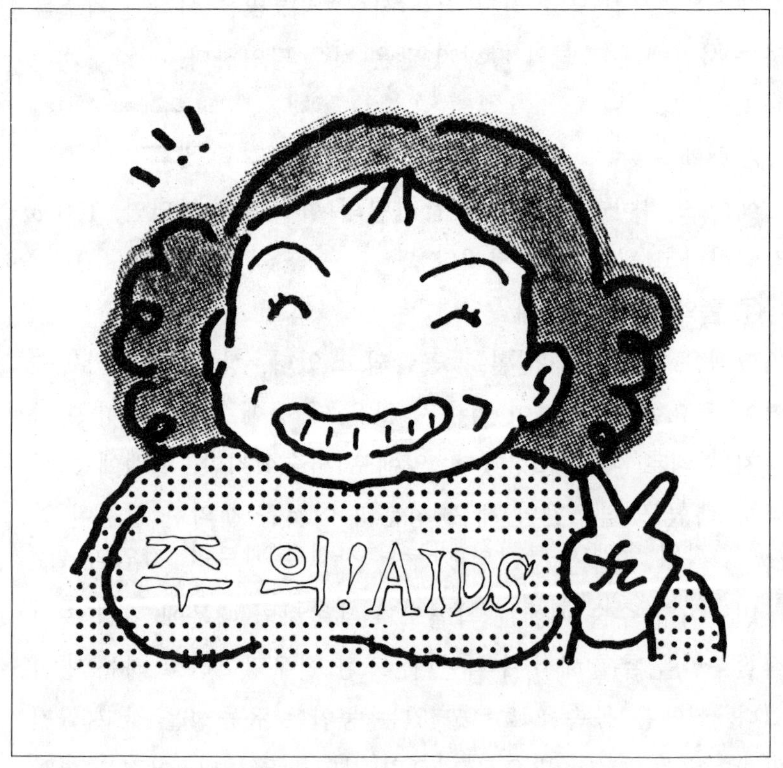

불쌍하게도 에이즈 바이러스에 감염된 혈액제제를 주사받은 혈우병 환자의 일부에 에이즈가 발병해 버렸다. 그래도 앞으로는 괜찮다. 에이즈 바이러스를 열로 죽이는 방법을 알았기 때문에 현재 사용되고 있는 혈액제제로부터 새로운 감염자가 나오는 일은 없다.

② 마약 상용자

코카인이나 헤로인 등의 마약 상용자 사이에 에이즈 바이러스가 침입한 것은 아마도 호모 중에 마약을 사용하는 사람이 많았기 때문일 것이다.

마약 주사는 정맥주사이지만, 한 개의 주사기로 몇 사람이나 돌려서 맞는다. 만일 그 중에 에이즈 바이러스를 가진 사람이 있었다고 한다면, 그 사람의 혈액을 바늘에 묻힌 채 다음 사람이 사용하기 때문에 에이즈 바이러스는 곧 감염한다.

일설에서는 미국에서는 너무나도 마약이 퍼졌기 때문에 당국이 주사기의 판매를 단속한 결과, 주사기 부족으로 돌려 맞기가 이루어지게 되었다고 한다. 정말로 뜻밖의 무서운 결과가 되었다.

③ 기타

병원에서 환자의 혈액을 취급하는 사람도 만일 잘못해서 에이즈 환자의 혈액이 부착한 바늘로 자신을 찌르면, 감염의 위험이 있다. 침구의 바늘, 미용실 이발소의 면도칼 등도 소독하지 않고 다음 사람에게 사용하면 위험하기 때문에 소독이 필요하다.

3. 모자 감염

에이즈의 발생지라고 일컬어지는 아프리카의 일부에서 태어나는 아기의 에이즈 발명이 알려져 있다. 최근 국내에서도 에이즈 바이러스에 감염된 모친의 출산이 화제가 되고 있었다.

모친으로부터 아기로의 감염에는 아기가 자궁 속에 있을 때에 태반을 통해서 모친의 바이러스가 태아에 감염한다고 하는 경우.

또 하나는 출산 때에 아기가 산도내에서 모친의 분비물이나 혈액을 들이 마시는 경우를 생각할 수 있다.

이 외, 모유에도 에이즈 바이스가 포함되어 있기 때문에 수유에 의해 아기가 감염할 가능성도 있지만, 이것에 대해서는 아직 확실히 모르고 있다.

4. 기타

타액에도 에이즈 바이러스가 설명되고는 있지만, 그것으로 감염하는 일은 없다고 말해도 좋을 것이다. 보통의 키스는 괜찮다. 그래도 너무 농후한 키스에서는 혀나 입술 등의 점막에 상처가 생길지도 모르기 때문에 절대로 괜찮다고 하는 보장은 할 수 없다.

또한 타액이라고 해도 치조농루나 충치가 있으면 출혈하기 때문에 안심은 할 수 없다. 땀이나 눈물은 괜찮다.

에이즈가 많이 발생하는 모기나 이에 의한 감염도 없다고는 말할 수 없다.

●감염 루트는 나라에 따라 다르다

미국나 유럽에서는 뭐니뭐니해도 호모에게 환자가 많고, 이어서 마약 상용자이다. 혈액에 의한 것이나 여성환자도 제법 있지만, 어쨌든 호모가 압도적이다. 남녀비가 10대 1정도는 남성 환자가 대부분이지만, 납득이 가는 비율이라고 말할 수 있다.

그런데 미국에서는 전혀 다르다. 에이즈 발상지라는 오명을 뒤집어 쓰고 있지만, 대부분이 남녀간의 성교로 퍼지고 있기 때문에 남성과 여성의 수는 같은 정도이다.

국내에서는 지금 현재 호모와 혈우병 환자가 반반으로, 이 때문에 남성 환자가 대부분이다. 다만 이런 나라에 따른 차이는 앞으로 차츰 미국형으로, 즉 남녀간의 섹스에 의한 감염의 양상으로 변해 갈 것 같다.

□ 에이즈의 진행과 그 증상

에이즈는 여러 가지 감염 경로로 우리들의 몸에 침입하는 바이러스 질환이다. 그래서 걱정되는 것이 증상이다. 과연 에이즈의 독특한 증상이 있는 것일까? 그리고 어떤 경로를 거치는 것일까?

● 감기와 매우 비슷한 증상 ── 감염 초기

에이즈 바이러스가 섹스나 수혈 등에 의해 체내에 침입하면 감염이 된다. 감염해서 1~5주일 지나면 급성 증상으로서 발열, 발한, 몸이 가렵다, 식욕이 없다, 목의 통증, 두통, 관절의 통증 때로는 피부의 붉은 좁쌀알 등을 볼 수 있다. 이것들은 감기 증상과 비슷해서 1주일 정도에 사라져 버리기 때문에 좀체로 깨닫지 못한다.

이 급성 증상 후, 그대로 완전한 에이즈의 증상으로 이행하는 경우도 있지만, 대부분의 사람은 증상을 볼 수 없는, 캐리어라고 불리는 건강 보균자가 된다.

자신은 전혀 깨닫지 못하고 있어도 혈액중에는 이미 에이즈 바이러스에 대한 항체가 생겨 있기 때문에 혈액 검사를 하면 감염이 발견되고, 또 타인에게 감염시킬 수도 있다. 이윽고 에이즈 바이러스가 활동을 시작한다. 면역군의 지휘관인 헬파 T세포 속에서 자꾸 자꾸 증가함과 동시에 헬파 T세포를 파괴해 간다.

그 때문에 환자의 저항력은 서서히 저하해 간다.

● 캐리어(보균자)의 10~20%가 에이즈를 발병

감염후 6개월에서 수 년, 평균 2~5년에 에이즈의 전단계라고 말할 수 있는 ARC(에이즈관련 증후군)라고 불리는 시기를 맞는다. 몸 여기 저기에서 림프선이 붓기 시작하고, 발열, 체중 감소, 식욕 부진, 설사 등의 증상이 나타난다. 캐리어의 1/3에 볼 수 있는 증상으로 '어쩐지 이상하다'고 느끼고, 의사를 찾을 무렵이다.

얼마 안 있어 에이즈 바이러스에 의한 면역력의 파괴가 자꾸 자꾸 진행한다.

세균, 바이러스, 진균, 원충 등의 병원체가 감염해서 무거운 감염증에 걸린다. 피부에는 카보지 육종이라고 하는 암이 생기고, 그 외에도 림프절 암이나, 항문이나 혀 암도 나타나는 경우가 있다.

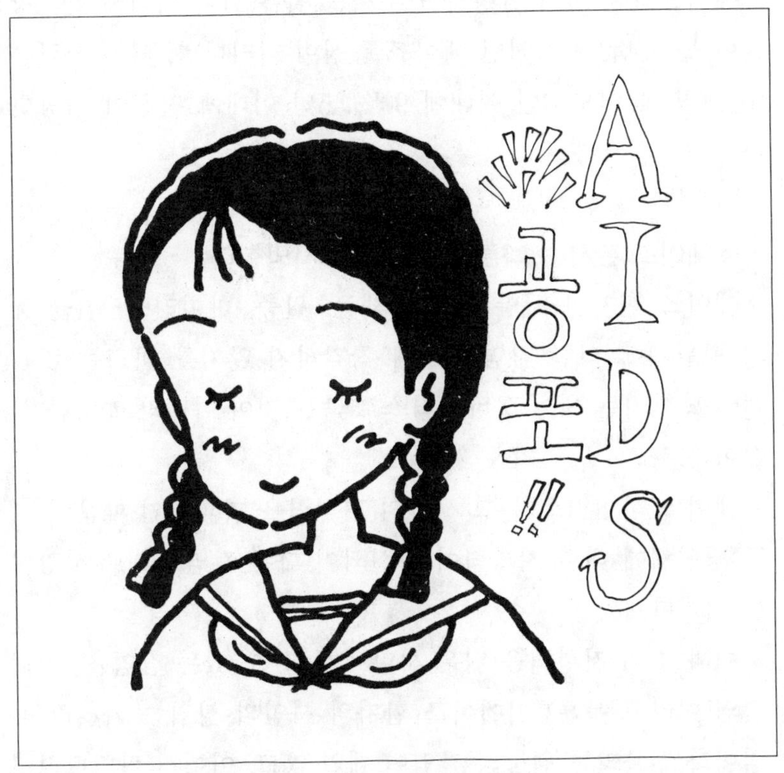

완전형의 에이즈 발병에서 ARC의 1/3이 이것이 되기 때문에 캐리어 전체의 10~20% 정도가 에이즈를 발병한다고 생각해도 좋을 것 같다.

여기에서 주의하기 바라는 것은 에이즈 바이러스에 감염해도 전원이 에이즈로 죽는 것은 아니라고 하는 점이다. 그것을 잘못 알고 '이제 죽는다'고 걱정하는 사람이 많은데, 적어도 2/3의 사람은 에이즈 바이러스에 감염되어도 건강하게 생활

할 수 있다.

에이즈라는 병이 발병하면 무서운 것은 뭐니 뭐니해도 사망률이 높은 점. 전형적인 에이즈 증상이 나타나면, 빠른 사람은 수 개월, 늦어도 3년 이내에 90%, 5년 이내에 전원이 사망한다.

● 에이즈 환자는 다른 감염증으로 사망한다

에이즈 환자의 사망 원인은 세균, 원충, 바이러스, 진균 등의 병원체에 의한 감염증이다. 착각하지 않기를 바라는 것은 에이즈 환자는 에이즈 바이러스로 죽는 것이 아니라고 하는 사실이다.

에이즈 바이러스가 그 사람의 면역력을 파괴하기 때문에 모든 병원체에 대한 저항력이 상실되어 다른 감염증으로 사망하는 것이다.

이와 같이 저항력을 잃은 사람에게 볼 수 있는 감염을 '기회감염'이라고 부른다. 에이즈 환자의 사인의 상위는 카리리 폐렴이라고 불리는 원충의 감염이 제일 많고, 이어서 칸디다라고 불리는 진균, 사이트메가로 바이러스 감염 등이다.

● 캐리어(보균자)에게서 태어난 아기의 증상은

에이즈 캐리어인 모친에게서 태어난 아기의 증상은 어떨까? 아프리카의 어느 지역에서는 태어나는 아기의 5명에 1명이 생후 얼마 안 있어 에이즈를 발병하고 죽어간다고 한다.

모친으로부터 감염한 유아에게 최초로 증상이 나타나는 것은 평균 4개월이지만, 20% 정도는 생후 곧 간장이나 취장, 혹은 림프절이 붓거나 또는 이하선염이나 폐렴 증상을 볼 수 있다. 기회 감염은 어른만큼 강하지 않다. 카보지 육종은 좀체로 볼 수 없다.

또한 캐리어인 모친으로부터 태어난 아기는 반수에게 에이즈 바이러스 감염이 있다고 지금 현재는 전해지고 있지만, 자세한 사항은 모르고 있다.

□ 에이즈의 진단과 그 치료법

● 에이즈의 진단은 어떻게 이루어지는가

에이즈 바이러스를 갖고 있느냐, 있지 않느냐는 혈액 검사로 알 수 있다. 그렇지만 에이즈를 발병하고 있느냐 어떠냐는 임상 검사나 면역력을 참고로 종합적인 판단이 필요해진다.

1. 혈액 검사

몸속에 들어간 바이러스를 잡아서 조사할 수 있으면, 말할 필요는 없다. 그러나 이 방법이 곤란하기 때문에 에이즈 바이러스의 침입 형적이 있는지 어떤지를 조사하는 것이 현재 이루어지고 있는 혈액 검사이다.

바이러스가 침입하고 얼마 지나면, 몸은 항체를 만들어서 바이러스를 해치우려고 한다. 즉, 바이러스가 침입하면, 환자의 혈액중에는 반드시 항체가 발견된다.

에이즈 바이러스로 항체는 생기지만, 어쨌든 상대가 18면상으로 잇따라 변신하기 때문에 항체는 바이러스를 죽일 수 없다. 그러나 '항체가 있다'고 하는 사실은 에이즈 바이러스가 침입한 분명한 증거가 되고, 더구나 에이즈 바이러스가 몸속에서 뻔뻔스럽게 계속 증가하고 있다고 하는 증거이기도 하다.

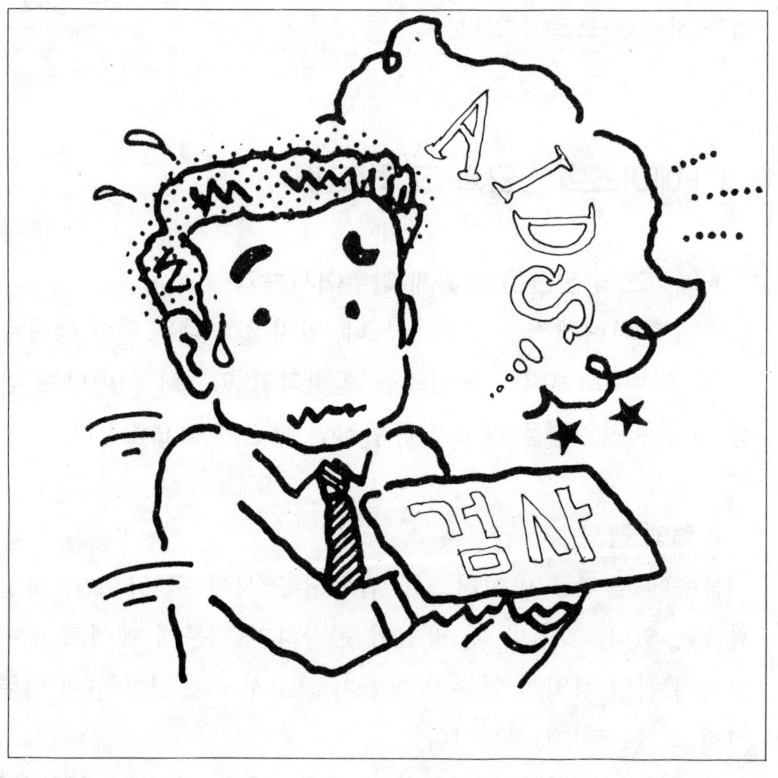

따라서 에이즈 바이러스의 항체를 혈액 검사로 조사하면, 그 사람에게 에이즈 바이러스가 침입해 있는지 어떤지를 간단히 알 수 있다.

가장 간단한 것이 효소 항체법(엘라이저법)으로 이것으로 마이너스라면 괜찮다. 플러스로 나오면, 형광 항체법이나 웨스턴·블러드법으로 확인한다.

주의해야 할 것은 이 최초의 검사법은 매우 민감하기 때문에 때로는 항체가 없는 사람의 혈액이 양성으로 나오는 경우도 있다고 하는 점이다. 당황하지 말고, 나머지 방법으로 확인할 필요가 있다.

2. 임상 증상

캐리어 동안은 무증상으로 건강인과 다름없다. ARC라고 불리는 에이즈 전단계가 되면, 림프절의 붓는 정도나 전신 증상으로 판단할 수 있지만, 혈액 검사의 결과가 플러스라는 사실이 결정수가 된다.

증상이 모두 나타나는 것은 여러 가지 종류의 병원체 감염이나 카보지 육종이 나타났을 때이다. 물론 감염 루트에 대해서도 자세히 환자로부터 캐어서 알아내야 한다.

3. 면역력의 검사

후천성 면역부전증후군이라고 불리듯이, 면역력이 에이즈 바이러스에 의해 파괴 당하기 때문에 면역력이 어느 정도 저하해 있는지를 조사하는 것도 상당히 참고가 된다.

그 중에서도 에이즈 바이러스는 면역계의 지휘관인 헬파 T세포 속에 침입해서 이것을 파괴하기 때문에 헬파 T세포가 건강한지 어떤지를 조사한다.

● 지금은 아직 치료법은 완전치 않다

에이즈의 치료에는 왁찐이나 약으로 에이즈 바이러스가 증식하지 못하도록 하는 것을 목적으로 한 것과 에이즈로 생기는 기회 감염의 대책의 2종류가 있다. 그러나 현재는 어느것도 아직 완전치 않다.

1. 왁찐에 의한 치료

바이러스 감염에서 사용하는 왁찐은 바이러스를 약독 혹은 무독으로 해서 주사함으로써 예방하려고 하는 것과 감염된 사람의 혈액으로부터 항체만을 채취해서 다른 발병하고 있는 사람에게 주사한다고 하는 2가지의 방법이 있다.

예방에 사용하는 것은 홍역이나 일본 뇌염의 예방 주사로서 경험하신 적이 있을 것이다.

그런데 에이즈의 경우는 예방 주사보다도 실제로 발병하고 있는 사람에 대한 대응에 쫓기고 있다. 이론으로 말하자면, 에이즈 환자나 캐리어로부터 항체를 채취해서 주사하면 좋을 것 같다. 그래도 항체는 생겨도 바이러스를 죽일 수 없는 것이 에이즈의 특징이기 때문에 항체는 도움이 되지 않는다. 어쨌든 상대는 18면상이기 때문에.

2. 바이러스를 억제하는 약으로 치료

전세계가 기를 쓰고 바이러스를 죽이거나 세포 속에서 바이러스가 증가하는 것을 억제하는 약의 개발을 시험하고 있다. 몇가지의 유효한 약이 발견되고는 있지만, 부작용이 강하거나 해서 실용에는 아직 시간이 걸리는 듯하다. 그래도 확실히 효력이 있는 약제는 이제 곧 나올 것이다.

3. 기회 감염이나 암 치료

바이러스를 해치울 수 없으면, 적어도 에이즈 바이러스에 의해 면역계가 파괴되었기 때문에 일어나는 감염증이나 암에 대처해야 한다.

바이러스, 세균, 원충, 진균 등의 감염에는 각종의 항생 물질이 개발되어 있으니까 증상이 무거워질 때까지 사용하기 바란다.

카보지 육종 등의 암에도 항암제를 사용할 수 있지만, 항암제는 그렇지 않아도 파괴되어 있는 면역력을 더욱 저하시켜 버리는 결점을 갖고 있다.

면역력이 저하했기 때문에 일어나는 기회 감염이므로 암 면역요법에 사용하고 있는 세균이나 버섯제제도, 떨어져 있는 면역력을 업시킨다고 하는 의미에서는 도움이 될지도 모른다.

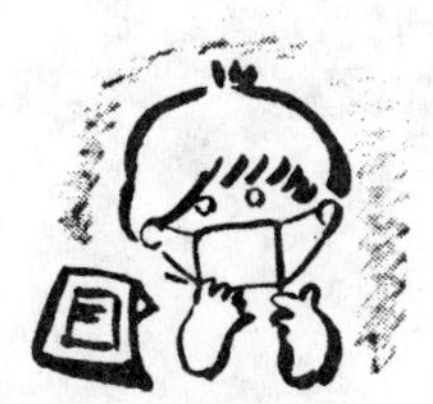

제 3 장

에이즈의 예방과 마음가짐

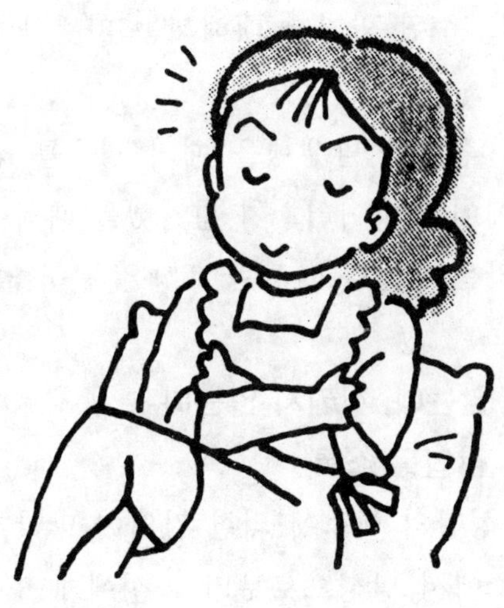

□ 싸우는 것은 예방하는 것

맹렬한 스피드로 퍼진 에이즈이지만, 현재 구미에서는 특히 거국적으로 에이즈와 싸우는 기운이 높아지고 있다.

WHO(세계보건기구)의 예보에서는 에이즈 바이러스 오염자가 5년 후는 세계에서 1억인으로 나와 있다. 더구나 캐리어로부터의 발병이 종래의 10%에서 25~30%가 되고 있다고 하는 보고도 있기 때문에 정말로 슬퍼진다.

그러나 이 무서운 바이러스를 그냥 놓아두고, 인류가 멸망하는 것을 잠자코 간과할 수는 없다. 우선 해야 할 일은 뭐니뭐니해도 예방이다.

다음에 현재 이미 에이즈 바이러스의 침입을 허락해 버리고 있는 캐리어 사람들이 앞으로 어떻게 해 나가느냐가 문제이다. 편견을 갖지 않고, 주위 환자에 대해서는 따뜻한 배려가 필요해진다.

자신의 주위에 환자가 발생했을 때의 경우를 생각해 보자. 아니, 당신에게 에이즈 바이러스가 침입했을 때의 경우도 생각해야 한다. 당신만은 괜찮다고 하는 보장은 전혀 없다.

●감염을 하지 않는다, 시키지 않는다

1. 성교에 의한 감염을 스톱

지금까지는 남성간의 섹스에 의한 감염이 많았지만, 앞으로는 남녀간의 섹스에서 남성으로부터 여성에게 또는 여성으로부터 남성에게로, 에이즈 바이러스의 감염이 확대될 기색을 보이고 있다.

에이즈 바이러스는 림프구 속에 잠재해 있기 때문에 정액이나 질분비물 속에 섞여 들어가서, 그것이 섹스 때에 생긴 점막의 작은 상처로부터 상대에게 침입한다.

격렬한 성행위로 출혈하는 것 같은 경우에서는 더욱 더 위험하다. 콘돔의 사용은 에이즈 바이러스가 상대의 점막내에 침입하는 것을 막기 때문에 가장 간단한 예방법이다. 다만, 피임 때와 같이 사정 때만 착용하는 것이 아니고, 처음부터 사용해 주기 바란다. 항문 성교도 콘돔으로 괜찮지만, 구강성교는 위험하다.

다음에 키스의 문제이다. 외국 영화에서는 여배우가 호모인 남자 배우와 키스신을 연기하는 것을 꺼리고 있다고 하는데, 이것은 괜찮다. 그래도 점막을 서로 다치는 격렬한 키스, 치조농루나 충치로 출혈하는 사람은 안 된다고 한다.

세상의 남성이 주의해 주시기 바라는 것은 복수의 상대와 접촉하고 있는 매춘부로, 그녀들은 항체를 갖고 있을 확률이 높다. 특히, 에이즈가 많이 발생하는 지역에서의 매춘부에게는 주의가 필요하다. 아프리카의 어느 도시에서는 매춘부의 80%가 항체 보유자이다.

반대로 여성 쪽도 좋지 않은 곳에 출입하는 남성에게는 주의를 한다. 하긴 요즘은 매춘부(남창)인지 어떤지 모르는 사람이 증가하고 있기 때문에 '건드리지 않으면 해는 입지 않는다'고 하는 것이다.

2. 수혈이나 혈액제제로부터의 감염을 스톱

병 치료에 수혈이나 혈액제제의 주사가 이루어지고, 마약 상용자의 같은 주사기 돌려 맞기에서도, 타인의 혈액이 체내에 들어온다. 에이즈의 항체 검사법이 보급할 때까지는 거의 방목 상태에서 에이즈 바이러스에 오염된 혈액이 사용되고 있었기 때문에 자신도 모르는 사이에 치료를 받다가 에이즈 바이러스에 감염된 사람은 불쌍하다고 밖에 말할 수 없다.

지금까지의 각지의 보고에서는 이런 감염으로 발병한 에이즈 환자는 전체의 2~4%로 성교에 의한 것과 비교하면 훨씬 낮지만, 국내에서는 다르다. 에이즈 환자의 반수 가까이가 혈우병이 차지하고 있다고 하는 슬픈 현실이 있다. 다행히 현재는 혈액제제 원료의 항체 검사가 이루어지게 되었기 때문에 앞으로는 수혈이나 혈액제제로 감염한다고 하는 위험은 피할 수 있다. 다만 감염 직후에 아직 항체가 생기지 않은 사람의 혈액에 대해서는 도저히 체크할 방법이 없다.

따라서 최종적으로는 경험이 있는 사람은 헌혈을 하지 않는다고 하는 헌혈자의 선의에 맡기는 수 밖에 없다.

절대 마약을 허락하는 것은 아니지만, 마약 상용자는 바늘을 새롭게 갈아 주기 바란다. 에이즈가 퍼지는 것보다는 괜찮기 때문에 일회용 주사기를 장려하기 시작한 나라도 있다.

3. 장기 이식과 인공수정도 그만두자

에이즈 바이러스에 오염된 사람이 이식을 위해 신장이나 각막 등의 장기를 제공하거나 인공수정을 위해 정액을 제공하는 것은 매우 위험하다. 반드시 제공자의 혈액 항체를 조사해서 불필요한 감염을 막아야 한다.

4. 의료기구의 소독에도 주의를

의료용 기구가 충분히 소독되어 있지 않으면, 에이즈 바이러스가 다른 사람에게 감염할 가능성이 있다. 의사, 치과의사가 다루는 기구, 침구사가 사용하는 바늘 등이 대상이 된다.

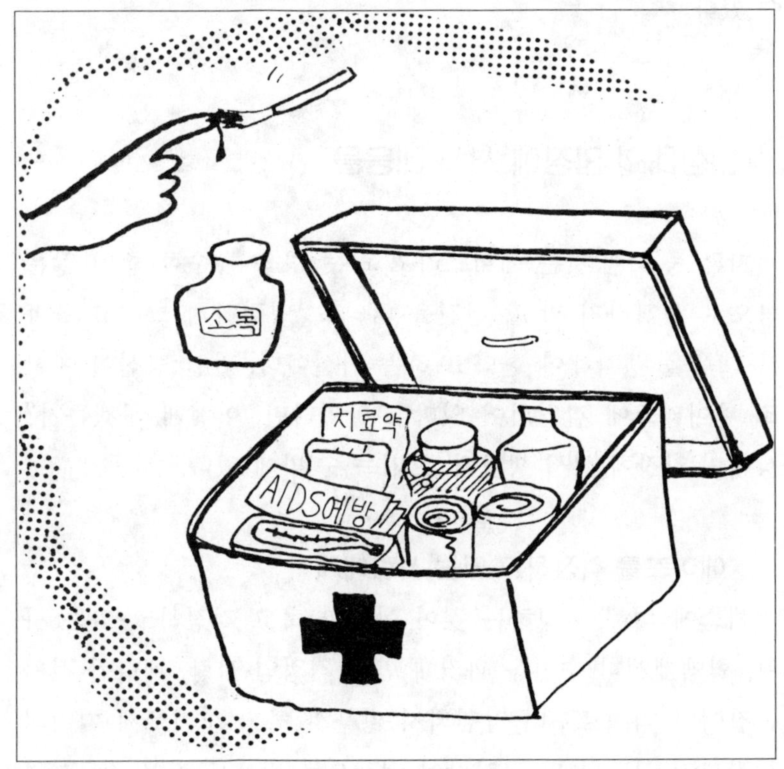

주사 바늘은 요즘 거의 일회용이지만, 다음에 나타내듯이 열에

약한 바이러스이기 때문에 소독해서 사용하면 문제없다. 미용사·이발사가 사용하는 면도칼도 소독이 중요하다.

● 에이즈 바이러스에도 약점은 있다

에이즈 바이러스에도 약한 점이 있다. 열, 옥시돌, 소독용 알코올, 결국은 가정용 표백제에는 이길 수 없다. 따라서 일상생활 중에서도 사소한 주의로 에이즈 바이러스의 감염을 막을 수 있다.

□ 상대의 입장에 서서 대응을

지금 중요한 것은 에이즈라고 하는 병을 특수한 좋지 않은 병으로 생각하지 말고, 편견을 버리고, 냉정하게 그리고 올바른 대응을 생각해야 한다고 하는 사실이다. 만일 당신이 에이즈 바이러스에 감염되어 있다고 알았다면, 어떻게 하겠는가? 상대의 입장에 서서 생각해 보자.

● 에이즈를 걱정하고 있는 사람에게

섹스에 의해 감염하는 것이 아닐까 하고 걱정하고 있는 사람, 혈액제제나 수혈을 과거에 받고 걱정인 사람, 게다가 전차 손잡이나 식기로부터 감염되지 않을까 하고 노이로제 기미의 사람까지 상당히 많은 사람이 걱정으로 밤에도 잠을 잘 수 없는 것 같다.

곤란한 것은 헌혈하면 조사해 준다고 하는 잘못된 정보로 헌혈하러 가는 사람이 늘어난 점이다. 그래도 수혈 센터로부터는 에이즈 바이러스의 항체 결과는 여러분에게 연락하지 않는 곳이 많다.

헌혈이란 건강한 혈액을 제공하는 것이 목적이기 때문에 그런 위험한 혈액을 수혈하는 것은 폐를 끼치는 일이다.

● 에이즈 캐리어라고 판단되었을 경우

불행히 당신이 항체 검사에서 양성이라고 판단되었다고 한다. 대단한 충격일 것이고, 불안해서 미칠 것 같이 될지도 모른다. 대부분의 암 환자와 마찬가지로 병의 선고에는 알리는 쪽도 신경을 쓰고 듣는 쪽은 절망적이 된다. 그래도 당신에게는 대단한 책임이 달려 있다. 인류를 위해, 당신에게는 할 일이 있다.

① 타인에게 폐를 끼치지 않도록 하는 책임이다. 그러기 위해서는 다음 사항을 지키자.

★안전한 섹스(콘돔의 사용). 캐리어라고 알고 있는데, 다수의 여성과 성교섭을 가진 남자, 중상해죄라고 하는 무거운 죄로 체포당했다고 하는 외국의 뉴스도 있다. 자포자기해서는 안 된다.

★혈액, 이식을 위한 장기, 인공 수정을 위한 정액을 제공해서는 안 된다.

★여성은 임신하지 않도록

★칫솔이나 면도칼은 공유하지 않도록

★섹스 파트너에게 검사를 권유해 주기 바란다.
★의사나 치과를 수진할 때는 신고해 주기 바란다.

② 희망을 가지자.

캐리어 중에서 에이즈를 발병하는 것은 전체의 10%~20% 정도이다. 당신은 나머지 80%~90%에 들어갈 가능성도 있다. 가까운 장래, 반드시 좋은 치료법이 발견될 것을 믿고, 그 때까지 자신을 소중히 여겨 주기 바란다.

● 학교나 어린이 시설에서의 대응은

좀체로 감염하는 것은 아니지만, 생리나 부상으로 혈액이 묻은 오물을 비닐 주머니에 넣어서 버리는 편이 좋을 것이다.

부상의 응급처치는 보통으로 하고, 손등에 묻은 혈액은 비누로 깨끗이 씻어 주기 바란다. 선생님이 무서워해서는 안 된다.

배뇨나 배변 후, 올바른 손 닦기를 시키는 등, 기본적인 생활 습관이나 에티켓을 몸에 익히면 문제는 없고, 청소도 보통 방법도 좋다.

이미 문부성이 교육 현장인 학교에 '에이즈 교육'을 하도록 통달하고 있다. 국민학교 등 저연령의 어린이들에게는 혈액, 모자감염 정도에 그쳐 두고, 섹스나 마약에 의한 감염까지는 이야기하지 않아도 좋을 것이다. 증상 등도 간단한 설명을 할 뿐으로 충분하고, 공포심을 심지 않는 것 같은 배려가 필요하다.

중학생, 고교생에게는 이과나 과학의 시간을 이용하거나 성교육의 시간에 연령에 맞춰서 섹스에 의해서도 감염하는 사실 등을 언급하는 것도 좋을 것이다. 다만 섹스의 의의나 목적 등을 지도하기 전에 호모 이야기를 하거나 피임의 목적이나 방법 등의 교육이 이루어지지 않은 채, 콘돔이 감염을 막는 사실 등을 가르치는 것은 피해야 한다. 어린이들이 혼란스러워지기 때문이다.

가장 문제인 것은 캐리어 어린이에게, 어떻게 대응하느냐라고 하는 점이다. 캐리어라고 알려진 어린이가 클래스메이트의 괴롭힘을 당했다고 하는 이야기가 있다. 외국에서는 괴롭힘을 당한 캐리어 어린이가 상대에게 달려들어 물었다고 하는 기사가 있었다. 이 어린이가 에이즈에 감염되어 있다는 사실이 교실에서 알려지지 않게 하는 배려가 필요하다. 대부분은 불쌍한 혈우병 어린이이다. 절대 특별 취급하지 말고, 다른 어린이와 마찬가지로 대하는 것이 중요하다.

● 가정내에서의 대응은

부부간의 섹스를 올바르게 실시할 것. 칫솔이나 면도칼은 공유하지 않는다. 만일 유유아가 있을 경우에는 입으로 옮겨서 음식물을 주지 않도록 해야 한다. 그것만 주의하면, 가족에게 감염시킬 걱정은 전혀 없다. 목욕이나 세탁은 모두와 함께라도 별 지장 없다.

● 직장에서의 대응은

외국에서는 회사를 해고당한 예가 있지만, 대부분은 평소의 업무 태도가 나빴던 사람들이다. 직장 안에서의 감염은 절대 없기 때문에 소외해서는 안 된다. 불쌍한 것은 본인이다. 하긴 에이즈를 발병하면 몸 상태가 무너져서 무기력해지기 때문에 쉬게 하는 편이 좋을 것이다.

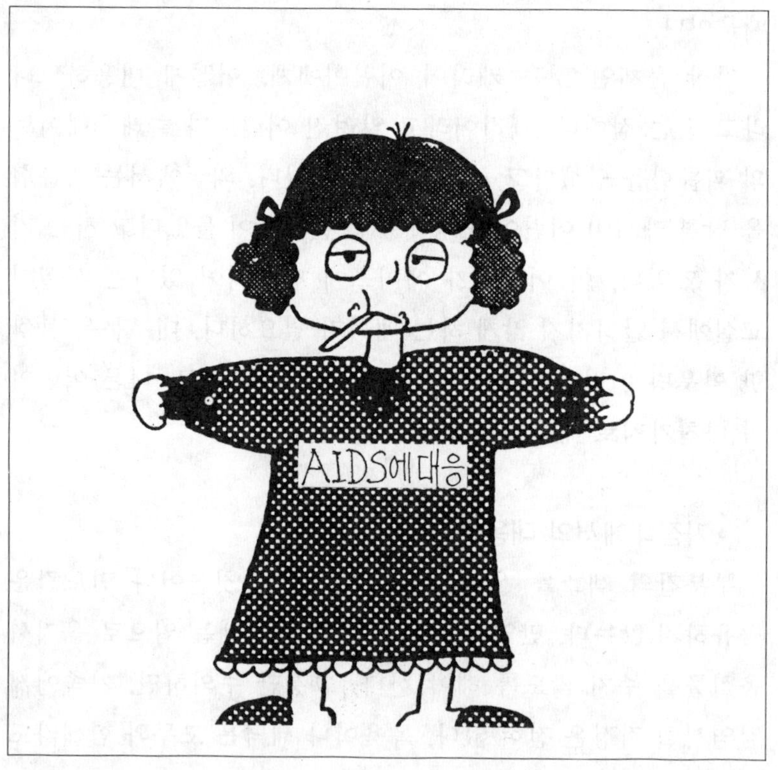

● 발병에서의 대응은

지금까지 밝혀진 수만 하더라도 많은 수의 캐리어가 있다고 전해진다. 중증의 폐렴으로 입원시켜 보니, 에이즈였다고 하는 경우도 있을 것이다. 몸의 부조로 도크(dock)를 희망하는 사람도 올 것이다. 그래도 너무 특별 취급할 필요는 없다. 진찰에 고무 장갑을 사용하는 것이 바람직하고, 특히 외과, 산부인과, 치과 등 혈액과 접할 기회가 많으면, 주의하는 편이 좋을 것이다. 만일 피부에 혈액이 묻었을 경우는 씻으면 된다.

환자의 주사기로 잘못해서 찔렸을 때는 혈액을 충분히 짜내어 주기 바란다. 입으로 빨아내도 상관없다. 외국에서도 이런 예는 많이 있지만, 그래서 에이즈에 감염했다고 하는 보고는 전혀 없기 때문에 그다지 걱정하지 않아도 될 것이다. 좀더 확실히 해 두기 위해서 3, 6, 9, 12개월 후에 혈액 검사로 항체 체크를 해 주기 바란다.

의료용의 기구는 자등, 알코올, 글루타르 말데히드로 소독해 주기 바란다. 역성 비누는 그저 담궈 둘 뿐으로는 안 된다. 물로 씻어내는 편이 효과가 강해진다. 자외선의 살균등은 별로 효과 없다. 일회용이 가능한 것은 가능한 한 일회용으로 해 주기 바란다.

오물의 처리는 피로 더러워진 헝겊이나 의류를 소각할 필요는 없고, 세제와 표백제로 괜찮다. 배설물은 화장실, 하수에 흘려 주기 바란다. 몸 밖으로 나와 바이러스는 곧 감염력을 잃는다. 입원 환자는 보통의 병실로 좋고, 격리할 필요는 없다. 다만 중증의 경우에는 면역력이 약해져 있어 감염을 받기 쉬우므로 개인실에 넣고 청결 조작을 실시한다.

식기, 세탁, 목욕 등은 다른 사람과 마찬가지로, 특별 취급의 필요는 없다. 환자의 혈액을 검사하러 내보낼 경우는 너무 신경질적으로 취급할 필요는 없다.

검사실에서는 검사의 자동화가 발달해 있기 때문에 검사기사가 검사로 오염되는 일은 없다. 다만 검체를 피펫으로 빨아들이거나 할 때는 빨아들이지 않도록 주의하는 것은 당연한 일이다. 어떤 병의 검체라도 안전하다는 보장은 없다. 검사실에서 음식이나 흡연하지 않는 점 등은 상식이다.

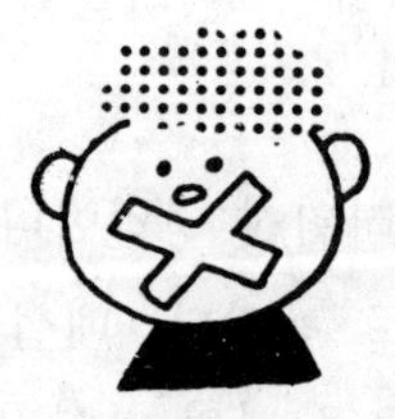

제 2 부

에이즈 예방을 위한 7가지 행동 지침

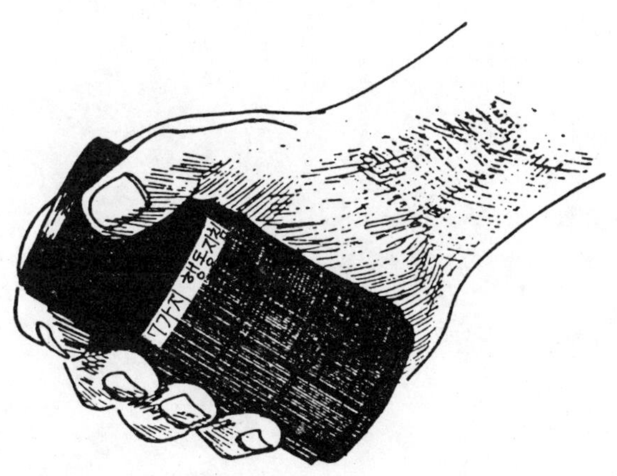

제 1 장

에이즈를 알아야
에이즈를 막을 수 있다

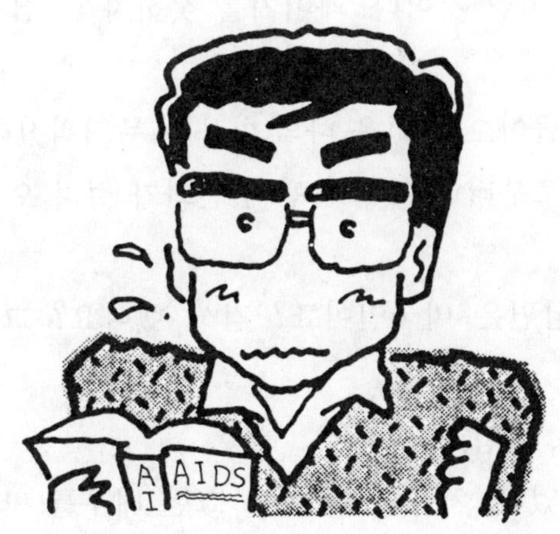

□ 이젠 결코 남의 일이 아니다

내가 '에이즈'에 대해서 보도하고 싶다고 생각한 것은 몇 년 전의 일이다. 그해 국내에서 처음으로 에이즈라고 진단받은 여성이 사망했다. 그리고 전국에서 에이즈. 확산 금지 운동이 일어났다. 매스컴은 에이즈가 무엇인지, 어떻게 하면 예방할 수 있는지 등의 보도는 제쳐 두고 그녀의 프라이버시를 밝히는 데에 기를 썼다.

지금 생각하면 믿을 수 없는 애기이지만 장례식 자리에 장식하고 있는 그녀의 사진이나 프라이버시가 속속 보도되었다. 그러나 나도 그 때 장례식에 참석한 메스컴의 한 사람이었다.

'프라이버시야말로 제1의 것이 아니다'라고 한창 저항하면서도 '보겠어?' 하고 편집자가 내민 사진 주간지를 최종적으로는 받아들여 버린 것이다. 페이지를 젖히자 곧 심한 후회가 밀려 왔다.

가정으로 돌아오자 더욱 나의 마음은 무거워졌다. 갑자기 매스컴 관계자로부터 에이즈에 관해 전화가 걸려 오게 되었기 때문이다.

"당신의 남편은 미국인이죠? 검사 했나요? 그래서 어땠어요?"

"흐 — 음, 그럼, 당신은?"

이런 식이었다. 처음엔 왜 내가 그런 대우를 받아야 하는지 이유를 알 수 없었다. 그 뿐 아니라, 밤의 거리를 걸으면 술취한 남성들이 '앗, 에이즈가 왔다!'라고 큰 소리로 외치고, 병을

않자 인정없는 친구로부터는

"외국인과 결혼했으니까, 에이즈가 아냐?"

라는 핀잔을 듣기도 했다.

왜 내가 — 라고 하는 이유는 곧 알았다. 사망한 여성이 외국인과 교제하고 있었다고 하는 이유로 활자, 영상 매체에 의해 한창 '외국인＝에이즈'라고 해석될 지도 모르는 보도가 되고 있었기 때문이었다.

만일 나 자신이 이런 차별을 실제로 받지 않았다면 나도 아직 에이즈는 '다른 세계의 병'이라고 계속 무시하고 있었을 지도 모른다.

당시에 이미 감염, 발병한 사람은 에이즈가 어떤 병인지 발표되기 전에 감염되거나 혈액 제거, 수혈 등 선택할 수단도 없이 HIV 바이러스를 받아들이고 있었던 사람들이었다. 그렇지만 그런 중요한 사실조차 깨닫지 못하고 '나는 무관계'라고 바쁜 매일을 보내고 있었던 것일지도 몰랐다.

□ 모르면 더욱 불안하다

'에이즈'라고 하는 말이 머리에 자리잡게 된 것은 같은 해에 남편의 전근으로 미국 조지아주 사바나시로 이사하고 나서였다. 죽었다 — 고 해서는 프라이버시가 공개되는 당시의 국내와는 달리 미국 쪽은 상당히 진보해 있었다.

에이즈 원호, 예방 단체쪽도 물론이지만 숫적으로도 국내와 비교하면 훨씬 앞서 있었다. TV에서는 세련된 '에이즈 예방' 의 커머셜이 매일 몇 번이나 흐르고 버스를 타면 핫라인이나 예방법을 알리는 차내 광고가 '반드시'라고 해도 좋을 만큼 눈에 띄었다.

포스터나 간지도 밖에 나가면 간단히 시야에 들어왔고 '세프티 섹스'의 로고가 들어있는 '셔츠 등을 팔고 있는 게이들도 거리에서 많이 볼 수 있었다.

그렇지만 절대 모든 사람들이 '에이즈'를 이해하고 받아 들이고 있었던 것은 아니었다. 나의 친구인 헤어 스타일리스트는 HIV에 감염되었다고 안 순간 '고객의 일은 걱정하지 마. 우리들이 할 테니까, 너는 정양해도 좋아'라고 직장에서 내쫓겨 버렸다. 부지런한 증권맨도,

"이제 안 되겠군."
하고 엘리트 코스로부터 밀려나서 견딜 수 없게 되어 퇴직해 버렸다.

에이즈라고 안 순간, 연인이 떠나가 버린다거나 이혼이라든가가 당연한 일과 같이 이루어지고 있었다. 원호단체 등이 세미나, 광고, 우편 등으로 저만큼 이해와 예방을 외치고 있는데도 불구하고 말이다.

에이즈 환자나 감염자들이 스스로 일어나서 매스미디어를 통해 고백했을 때도 그랬었다. 지역에 따라서는 HIV에 감염되어 있다고 하는 이유만으로 슈퍼마켓에서의 쇼핑도, 레스토랑에서의 식사도 거부하거나 하는 가게가 적지 않았다.

민간의료보험회사로부터는 '에이즈'라고 하는 이유로 일방

적으로 캔슬당해 전액 자기 부담이 되어 버리거나 아파트를 내 쫓기거나 병과 싸우는 것보다도 생활을 얻기 위해서 싸워야 하 는 일이 속출하고 있었다.

더욱 나쁜 것은 매스컴이나 원호단체에 의한 에이즈 예방대 책의 성과가 나타나기도 전에 빠른 속도로 HIV 감염의 테두리 가 넓어져 가 버린 것이다.

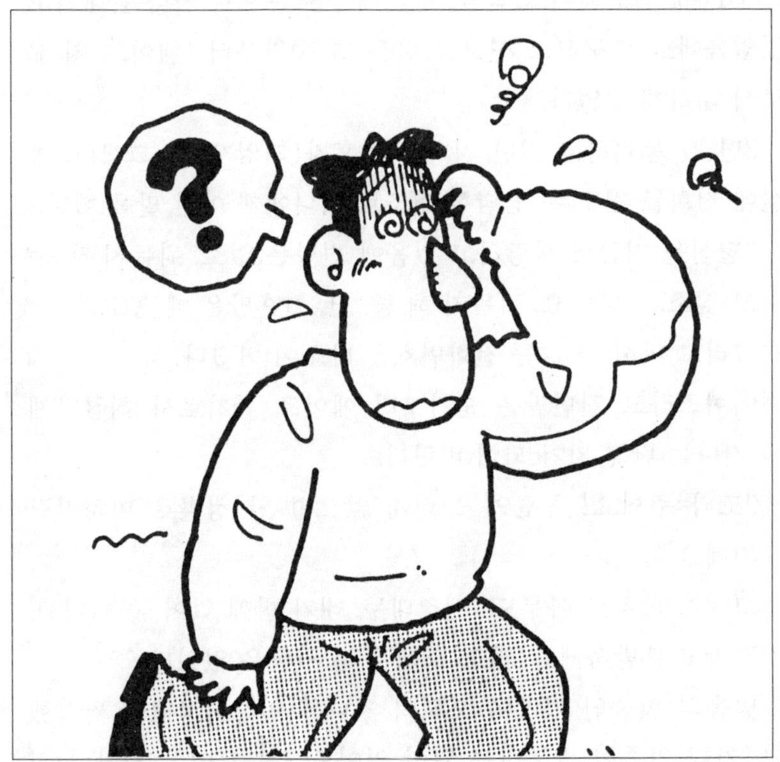

에이즈라고 하는 병 뿐만 아니라 한 번 사람들의 마음 속에 들어가 버린 편견이나 공포감을 제거하는 것은 어려운 일이다.

나의 친구 지나(가명)는 HIV에 감염되었다고 안 순간에 집을 내쫓겨 버렸다. 마찬가지로 감염되어 있음을 안 그녀의 남동생도 침낭에 들어가 정원에서 자는 것조차 허락해 주지 않았다.

만일 원호단체인 '에이즈 아틀랜타'가 집을 제공해 주지 않았다면 두 사람은 길거리에서 잘 수 밖에 없었다. 그녀의 가족은 HIV에 감염되어 있음을 모를 때는 보통으로 지나를 대하고 있었음에도 불구하고 선고를 받은 그 순간부터 '에이즈 지나'로서 대하게 되었다.

3년 간 동거하고 있던 지나의 약혼자(피앙새)도 그랬다. 병실에 전화를 건 그는 담담한 어조로 지나에게 이런 말을 했다.

"당신을 지금도 사랑하고 있음에 변함은 없소. 뭐든지 해 주고 싶소. 정말이요. 뭐든지 해 줄. 단, 결혼만은 빼 놓고."

그리고 나서 곧 그는 전화번호를 바꾸어 버렸다.

에이즈라고 진단받은 순간부터 에이즈 환자로서 취급받게 된 지나는 단 혼자가 되어 버렸다.

"도와 주세요! 누군가 그렇지 않으면 난 정말로 미쳐버릴 거예요."

그렇게 외쳐도 아무도 '괜찮대두. 내가 함께 있어 줄 테니까, 걱정말고 분발하세요.'라고 말해 주는 사람은 없었다.

믿음의 밧줄인 가족이 오히려 지나를 인정사정없이 거절했다. 가끔 가족이 방문하는 일이 있어도 3시간 이상 지나의 집에 머무는 경우는 없었다.

3시간, 그것은 화장실에 가지 않아도 되는 시간이라고 지나는 내게 말했다. 그리고 그 3시간을 어떻게 보내느냐 하면 가장 윗 언니는 담배를 뻐끔뻐끔 1갑을 20분에 다 피우면 돌아가 버리고, 바로 위의 언니는 15분마다 '방의 공기를 바꾸지 않으면……'이라고 집에 들락날락을 반복하고 있었다. 모친은,

"병이 옮기면 안 되니까."

라고 마스크를 준비해 오기도 했다. 결국은 이전과 같이 포옹과 키스를 부탁한 지나에게,

"어머, 넌 에이즈 환자인 주제에 짐심으로 그런 생각을 하고 있니?"

라고 말했다. 진지한 일갈이었다. 조금만 더 에이즈라고 하는 병에 대해서 가족이 알고 있었다면 결코 일어날 수 없었던 일이었다.

만일 적어도 혈액과 성액과 모자라고 하는 감염 경로를 가족이 알고 있었다면 지나는 집에서도 내쫓기는 일은 없었다고 생각한다. 그러나 가족들은 지나를 지금까지와 같이 받아들이기 위해서 에이즈를 공부하고 이해를 깊이려고는 하지 않았다.

그 당시 지나와 같은 상황에 놓여 있던 사람은 적지 않았다. 집에 있으면서 종이컵의 사용을 의무화 당한 감염자의 이야기라든가, 사용한 수화기를 브리치 소독당하거나 택시를 태워주지 않았다 ── 고 하는 이야기는 일상 다반사였다. 그런데 지나는 1980년에 HIV 바이러스에 감염되게 된다.

그 무렵이라고 하면 환자가 많이 나오기 시작한 무렵이지만 아직 '에이즈'라는 병명조차도 붙여져 있지 않았다. 이것은 아직 '에이즈'라고 하는 병이 무엇인지 그리고 어떻게 하면 걸리

는지 지나뿐 아니라 많은 사람들이 몰랐다고 하는 말이다.

□ 천형(天刑)의 '에이즈 환자', 이젠 결코 남의 얘기만이 아니다

1980년 31세였던 지나는 두번째 아들을 출산했다. 싱글마더였다. 상당한 난산이었던 것 같았다.

2일간에 걸쳐서 대량의 출혈이 계속되어 수혈을 하지 않으면 위험하다고 하는 상황에까지 몰려 버렸다.

수혈 중에 HIV 바이러스가 들어가리라고 짐작도 못했던 무렵인만큼 지나는 기꺼이 생후 3일 후에 수혈을 받았다. 그로부터 7년 후 지나는 지금까지 없는 심한 증상의 병에 시달렸다. 고열이 계속되고 시트가 푹 젖을 정도의 식은 땀을 흘리고 설사나 악저와 같은 구역질이 번갈아 찾아온다고 하는 최악의 상태였다. 그렇지만 지나뿐 아니라 누구나가 '악성 인플루엔자'라고 생각하고 있었다. 따라서 병문안 대신에 친구나 가족이 보내주는 강력한 감기약을 지나는 먹고 다니고 있었다.

그럼에도 불구하고 약은 전혀 효과를 보이지 않았다. '내일은 병원에 가자'고 생각해도 뭔가가 두려워서 갈 수 없다.

그런 매일이 계속되었다. 어느 사이엔가 체중은 3분의 1인 99%(약 45km)로까지 줄어들어 버렸다. 일어서려고 해도 비틀비틀거려서 그쯤의 이유때문이 아닐까 라고 생각하지만 다만 침대에 누워 있을 수 밖에 없다고 하는 상태에까지 몰려 버렸다. 그리고 마침내 견딜 수 없게 되어 주립 그레이티 병원으로 지나는 달려간다.

병명도 모른 채 그 자리에서 지나는 입원했다. 다음날 의사가 처음으로 한 말은 '에이즈 검사를 해 보자'였다.

1주일후, 의사가 카르테를 보면서 무표정하게 지나에게 말했다.

"당신은 에이즈예요."라고 그리고나서 반 년 후, 그녀는 체내에 흐르고 있던 HIV 바이러스가 어디에서 들어온 것인지 의사로부터 들었다. 7년 전의 수혈이었다. 그 때, 수혈을 하지 않았으면 지금의 지나는 없었다. 그러나 수혈을 받았기 때문에 7년 후 에이즈 환자가 되어 버렸다.

지나는 확실치 않지만 '앞으로 반 년'이라는 선고를 의사로부터 받았다. 더욱 쇼크가 계속되었다. 그 때의 생명의 은인은 당시 35세의 백인 게이로 이미 1년전에 '에이즈'로 타계했다는 사실을 알았다.

□ 에이즈 감염 사실을 자신이 알았을 때

에이즈라고 안 그 순간부터 지나는 '에이즈 환자'로써의 취급을 받는다고 하는 엄격한 현실을 받아 들였다. 약혼자도 가족도 떠나 갔을 뿐 아니라 외아들조차 자신의 부모에게 빼앗겨 버렸다. 지나는 울면서 곧잘 나에게 말했다.

"에이즈는 모두 바뀌 버렸어요. 생활도, 사고 방식도 인간까

지도요. 모두 떠나 보내지 않을 수 없게 되어 버린 게 아닌가
요. 약혼자도 아들 떠나 보내고 나는 한 사람의 여성도 모친
도 더 이상 아니게 되어 버렸어요. 아들의 시중을 들기는커
녕, 자신의 시중조차 정면으로 볼 수 없는 '에이즈 환자'가
되어 버렸어요.”

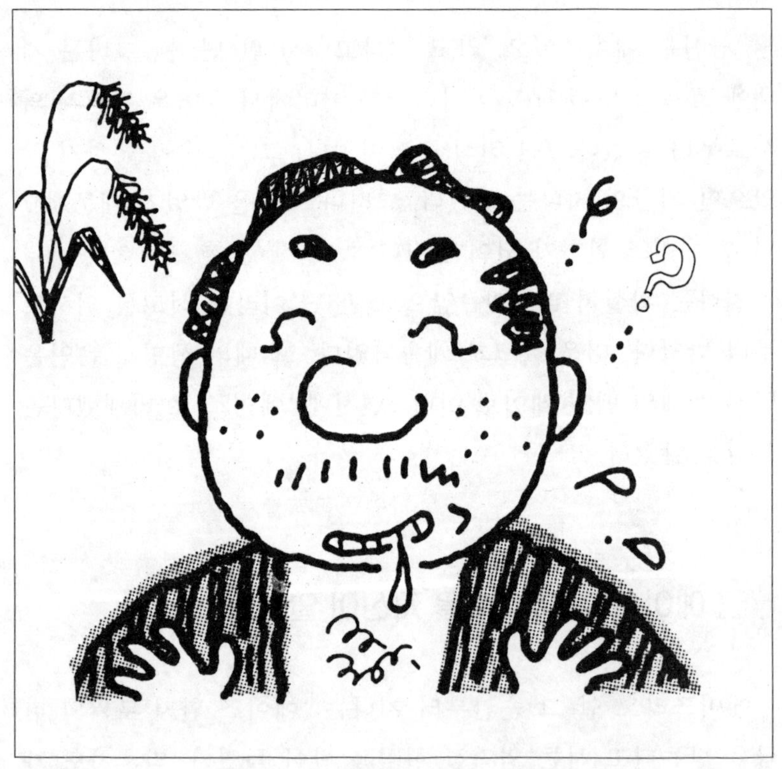

그 무렵, 지나는 눈으로 봐도 나빠지고 있는 듯이 내게는 생
각되었다. 쾌유해 가는 환자 옆에 있는 것은 매우 즐거운 일이
지만 죽음으로 가는 환자를 직시하는 일은 매우 큰 용기가 필

요했다. 지나는 항상 울고 있었다. 그것은 약혼자나 아들과 헤어졌기 때문이라든가 다가오고 있는 죽음에 대해서 한탄하고 있는 것만은 아니었다. 통증 때문도 아니었다. 나는 그 통증이 얼마나 무서운지 통증이라고 하는 것은 만질 수 없는 만큼 상상조차도 할 수 없었다. 다만 괴로워하는 그녀의 모습을 옆에서 보고 있는 것 밖에 할 수 없었다.

"아표. 굉장히. 발바닥이 부젓가락으로 지친 것 같아요. 그래도 부젓가락이라면 순간이기 때문에 아직 괜찮지만 이 통증이 아침부터 밤까지 쭉 계속되요. 수술한 후 마취가 깨고…… 그것과는 조금 다르지만 그런 통증이 46시 내내 계속돼요……."

내가 지나 옆에 있는 사이에 겨우 '에이즈'라고 하는 병은 마음과 몸을 직격하는 중병이라고 하는 사실을 이해했다.

'병은 마음에서'라고 흔히 일컬어지지만 에이즈는 몸을 지탱할 기운조차도 파괴하고 철저하게 고통을 준다고 하는 난병이다. 그 파괴력은 옆에 붙어 있는 인간의 마음까지도 간단히 파괴해 버릴 것 같은 만큼 무서웠다. 당사자가 아닌 나조차 몇 번인가 지나의 괴로워하는 모습을 참을 수 없어 머리가 이상해질 것 같을 때까지 몰렸을 정도였다.

□ 에이즈에 대한 사회적 인식

그만큼 무거운 병이면서 87,88년 당시는 에이즈에 대한 편견이 사회에 뿌리박혀 있었다. 게이 사람들이 솔선해서 움직인

덕분인지, 에이즈 원호단체의 기초가 확립된 것도 이 무렵이었다. 그러나 그에 비해 아직 에이즈에 대해서 이해하는 사람보다도 부정하는 사람쪽이 정상이라고 말할 수 있는 풍토에 있었던 것은 아니었을까 라고 내게는 생각된다.

국내에서도 코베 에이즈 소동이 지나간 후 '에이즈는 외국인이나 게이가 걸리는 병이니까'라고 하는 생각이 정착해 버려서 '특수한 사람들의 병'으로써 사람들이 거부 반응을 일으키기 시작했다. 그 결과, 사람들의 마음속에서 에이즈 의식이라고 하는 것이 완전히 소멸돼 버렸다. 그것은 시대를 선취할 매스컴 세계에서도 그랬었다. 예를 들면, 아침의 와이드 프로그램에서 근황 보고를 겸해서 에이즈를 취재하고 있는 이야기를 하려고 하자,

"아침부터 에이즈라면 하루 기분이 나빠져 버리니까 그만 두십시오."

라고 거절당해 버렸다. 그럼 낮의 와이드 프로그램에서는 어떠냐 하면,

"식사 때이니까, 그만 두십시오."

라고 또 거절당해 버린다. 밤은 밤대로 '가족이 단락하게 쉬고 있는 중인데 어두운 쇼로 만들고 싶지 않으니까 좀더 즐거운 이야기로 해 주기 바란다.'

라며 어디까지나 에이즈에 관해선 거부당해 왔다. 결국, 사람들이 에이즈를 알고 싶다고 하는 기회조차도 막혀 버리고 있었던 것이었다. 물론, 그것은 영상 매체뿐 아니라 활자 매체에서도 마찬가지였다.

'수수한 소재이니까. 소동 이후 시들해진 것 같으니까'라고 하는 이유로 에이즈에 대해 발표할 기회조차도 거의 빼앗겨 버리고 있었다.

자신의 눈 앞에 에이즈와 싸우고 있는 친구가 있다. 그 친구가 자신의 일만으로 여기지 않고,

"내가 걸렸을 정도이니까 당신도 조심해요. 그리고 모든 분들에게도 전해 줘요."

라고 부탁하고 있다. 그럼해도 불구하고 나는 아무것도 할 수가 없었다. 전하고 싶은 사실, 전해야 하는 사실이 산더미 같은데 전달할 수단이 없었다.

전달함으로써 곧 뭔가가 변한다고는 생각되지 않지만 많은 사람이 전달하면 예방과 이해를 호소할 수 있을지도 모른다. 그러나 이 생각은 틀렸다. 그 사이에도 HIV 바이러스는 확실히 테두리를 넓히고 있었다.

혈액 제제로 감염한 사람들이나 지나와 같이 수혈로 감염한 사람들의 일조차 이럭저럭 그늘에 계속 가려져서 국내에서는 바로 1990년까지 '에이즈는 없는 것'으로써 많은 사람들의 의식 밖에 놓여 있는 것 같은 기분이 든다. 그리고 현재 후생성이 발표하는 HIV 감염자수는 어쨌든 그 약 10배, 즉 2만 명 이상의 감염자가 국내에 잠복한다고조차 일컬어지고 있다.

여기까지 사태가 악화돼서 겨우 '에이즈와 함께 살자'고 하는 말이 생기고 사람들이 이해를 보이기 시작했다. 물론 모든 사람들의 마음속에 있는 에이즈에 대한 편견이나 차별이 사라진 것은 아니다. 여전히 주사바늘의 돌림 주사를 놓고 있는 드

력 정키들이나 세프티 섹스를 하지 않는 사람들도 많이 존재한
다.

□ 에이즈 붐이 일고 있다

87년경 미국에서는 10명의 친구가 모이면 '교제가 에이즈로
……'라고 하는 감염상태였다. 현재도 10명이 모이면 그 중에
틀림없이 '가족이나 친구에게 에이즈 환자가 있다'고 하는 사
람이 있을만큼 에이즈는 가까운 데까지 와 버렸다.

그것은 1년 후가 아니고 내일 찾아올지도 모른다. 그것은 자
신의 지인의 몸에 찾아 올지도 모른다. 연인일지도 모른다. 그
보다도 자신의 몸에 찾아 올지도 모른다.

누구나 섹스를 할 기회가 있는 사람이라면 HIV 감염의 가능
성이 있다고 하는 사실을 우리들은 잊어서는 안 된다고 생각한
다.

현재 에이즈라고 하는 병과 싸우고 있는 사람들은 아직 '에
이즈'에 대한 정보가 들어오지 않았던 시대에 감염되어 버린
사람들이다. 정보가 없는 중에서 누가 혈액제제나, 수혈용혈액
이나 사랑하는 사람의 체내에 HIV 바이러스가 숨어 있다고 예
상할 수 있었을까?

이것은 자신이 HIV에 감염되었다고 해도 조금도 이상하지
않다. 우리들은 그런 점을 고려하고 조금 더 '에이즈'라고 하는
병에 대해서 깊이 생각해 볼 필요가 있는 게 아닐까?

확실히 '에이즈'라고 하는 병에는 여러 가지 문제가 의례 따른다. 포스터 문제도 그렇고, 광고 활동이나 정부의 체제라든가, 풋워크가 좋은 볼런티어 단체에 대한 국가 원조라든가, 대소 여러 가지 문제와 싸워 가야 한다.

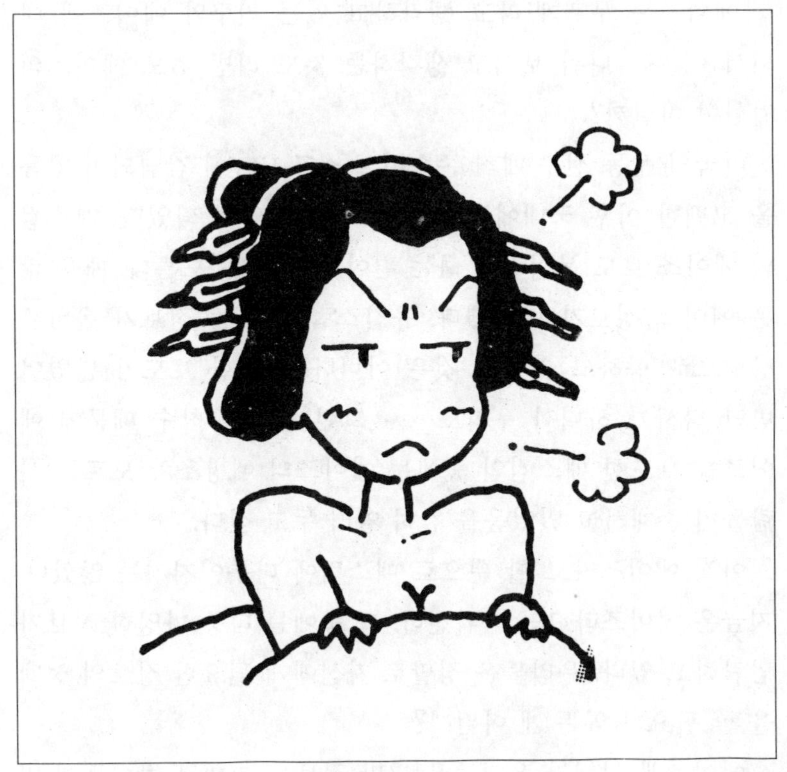

예방에 노력하면 그럼 에이즈 환자의 인권은⋯⋯라고 하는 문제도 생기고, 연구비나, 광고비나, 보장이나⋯⋯어디로 주로 돈이 흘러야 하느냐 등 문제는 끝이 없다.

그러나 중요한 사실은 사람들의 마음이 에이즈라고 하는 목

적을 향하고 있는 것이라고 나는 생각한다. 어떤 사람은 예방을, 어떤 사람은 환자의 인권을, 어떤 사람은 연구를 하고, 어떤 각도에서이든 지금 에이즈를 향해 가는 것이 우리들이 할 수 있는 일이 아닐까?

'에이즈는 무관계'라고 생각하고 있는 친구와 에이즈에 대해서 얘기를 나눠 보려고 생각하는 것도 리빙 위드 에이즈의 일환이 아닐까?

미국의 운동 선수 매직 존슨이 스스로 HIV에 감염되어 있음을 고백한 이후 국내에서도 에이즈 붐이 일게 되었다. 매스컴의 에이즈 보도 붐이라고 하는 편이 옳을 지도 모른다. 매우 많은 에이즈 정보가 범람했다. 유감스럽게, 모든 정보가 올바른 방향으로 향하고 있었던 것은 아니다. 훌륭한 보도가 많았던 반면 타사가 하니까 우리도…… 그런 안이한 착수 때문에 에이즈를 보도한 매스컴인 중에는 에이즈의 예방조차 모르는 사람들이 존재하고 있었음을 감히 일러 두고 싶다.

아직 에이즈라고 할 뿐으로 매스컴에 다루어지지는 않았다. 지금은 에이즈라고만 다뤄진다. 그 중에는 다종 다양한 정보가 범람하고 있다. 우리들은 정말로 자신에게 필요한 정보의 선택을 할 필요가 있는 게 아닐까?

에이즈뿐 아니라 우리들은 그만 정보를 그대로 받아들여 버리지만 한번 더 올바른 보도를 찾아 올바른 정보를 선택하는 적극성도 꼭 받아들여 주기 바란다.

매사에는 반드시 좋은 면과 나쁜 면이 존재한다. 에이즈도 그렇다. 에이즈는 중병이지만 예방이 가능하다고 하는 면도 갖고 있다. 어떻게 하면 감염되지 않는지를 알고 있다고 하는 것은 모르고 이유도 없이 병을 두려워하는 것보다 훨씬 편하다.

자신과 관계없다고 판단하기 전에 꼭 한 번, 귀나 눈을 열고 '에이즈'를 받아 들여주기 바란다.

거기에서 틀림없이 뭔가가 시작될 테니까.

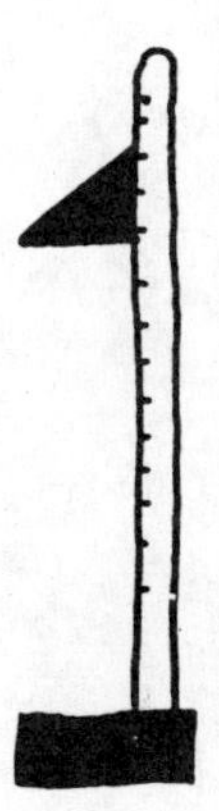

제 2 장

에이즈에 대한 보다
확실한 지식

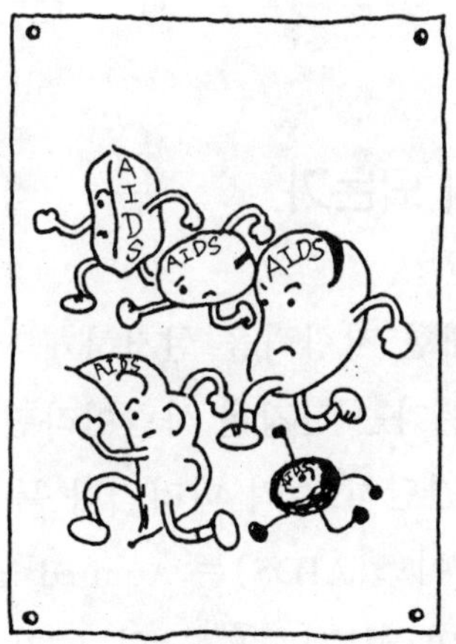

□ 그것은 10년 전부터 시작되었다……

1981년에 미국의 국립방역센터(CDC)가 에이즈 조사를 시작했을 때, 보고된 증례수는 아직 적고 에이즈의 지식도 거의 보급되어 있지 않았다. 그런데 불과 10년 후인 1991년 6월에는 의사가 보고한 전국의 증례수는 17만 9136에 이르렀다.

또한 그 해의 5월 시점에서는 전세계에 퍼지는 에이즈 환자의 수는 150만 명으로 추측되고 있다. 이것은 놀라운 숫자로 놀라운 속도로의 확산 상태라고 말할 수 있을 것이다.
물론 의사들도 수수방관하고 있었던 것은 아니다.

이 10여년에 걸쳐서 팽대한 양의 에이즈 관련 자료가 검토되고 연구가 이루어져 왔다. 그 결과, 현재는 에이즈라고 하는 병의 어느 면에 대해서는 상당히 알려져 있다.

□ 왜 에이즈가 되는가

에이즈는 병에 대한 저항력을 현저하게 저하시키는 병이다. 그 때문에 에이즈 환자는 건강한 사람이라면 거의 걸리지 않는 것 같은 감염증에 간단히 걸려 버리거나 특수한 암에 걸려 버리거나 한다. 즉, 에이즈(AIDS)는 Aquired Immunto Deficiency Syndrome(후천성 면역부전증후군)의 약자로 단독병이 아니다. 감염 또는 암 혹은 그 양쪽이라고 하는 여러 가지 증상의 '군'으로 잠재적 바이러스 감염에 의해 면역 기구가 파괴되어 이와 같은 증상이 발생한다. 오늘날은 카리니폐렴(카리니원충에 의한 폐렴)과 카보지 육종(1981년 이전은 드문 양이었다)이 일반적으로 두루 알려진, 눈에 보이는 에이즈의 표시로 미국 에이즈 환자의 주요 산인이 되고 있다.

□ HIV라고 하는 바이러스

이런 에이즈 생태는 HIV라고 불리는 바이러스에 의해 일어난다. HIV란 Human Immuno deficiency Virus —— 즉 '사람 면역부전 바이러스'의 머리 글자를 딴 것으로 다른 동물을 매개로 하지 않고 사람에서 사람으로 직접 감염해 가는 특징을 갖고 있다.

이 바이러스는 주로 인간 체내의 면역 담당세포 속에서 중심적 역할을 하고 있는 T4세포(또는 헬파 T세포)나 단구—마크로파지라고 하는 백혈구에 감염한다. 그리고 이런 백혈구의 기능이 손상당하면 에이즈의 특징인 면역부전을 일으킨다.

또한 HIV는 다른 세포에도 감염해서 여러 가지 장해를 초래한다. 예를 들면, HIV에 의해 장관의 점막이 침범당하면 극단적인 체중 감소라고 하는 증상을 볼 수 있고 어떤 종류의 신경세포가 파괴되면 치매 등 정신, 신경 장해가 나타난다고 하는 식이다. 이 HIV는 이전 HTLV−Ⅲ(사람 T 림프구호성 바이러스 Ⅲ형), LAV(림프절 종창성 바이러스) 혹은 ARV(AIDS 관련 레트로 바이러스)라고도 불리고 있었다.

□ HIV 감염과 에이즈는 어떻게 다른가

HIV는 흔히 '에이즈 바이러스'라고 일컬어지지만 이 명칭은 자칫 오해를 부르기 쉽다. 분명히 말해 두지만 이 바이러스의 감염이 에이즈는 아니다. '에이즈'는 일련의 임상 증상에 붙여진 분류명에 불과하다. 에이즈란 국립방역센터가 중증으로 살릴 가망이 없는 HIV 감염환자를 그 밖의 HIV 감염환자와 구별하기 위해 붙인 명칭이다.

따라서 국립방역센터의 기준에 맞는 사람들은 '국립방역센터의 정의에 의한 에이즈 환자' 혹은 '발병한 에이즈 환자'라고 말할 수 있다. 요컨대, HIV 감염의 최악의 결과가 에이즈로 감염해도 이 책에 쓰여지는 것 같은 에이즈의 상태로 진행하는 데에는 사람에 따라 오랜 세월이 걸린다.

덧붙이자면 현재는 아직 HIV 감염자의 대부분에게서 징후는 나타나고 있지 않다. 나타나도 극히 경증이다. 물론 중증의 에이즈 환자도 있지만 아직 가벼워서 이전은 에이즈 관련 증후군(ARC)이라고 불린 것 같은 사람도 있다. 이 ARC는 지금은 확실한 의학적 증상이라고는 간주되고 있지 않고 ARC라고 하는 말도 그다지 사용되지 않게 되고 있다.

이 책에서는 HIV는 감염하고나서 에이즈를 발증할 때까지의 전과정 — 즉 무증후성 HIV 감염, 증후성 감염 및 에이즈—를 통틀어서 'HIV 질환'이라고 하는 말로 부르기로 한다.

□ 감염하면 반드시 발병한다?

　매년 HIV 감염자 중의 일부 사람이 에이즈로 발병한다. 그렇지만 감염자 중에서 과연 어느 정도의 비율이 중증에 빠지는 것일까 ── 유감스럽게도 그 정확한 숫자를 내는 것은 지금 단계에서는 매우 어렵다.

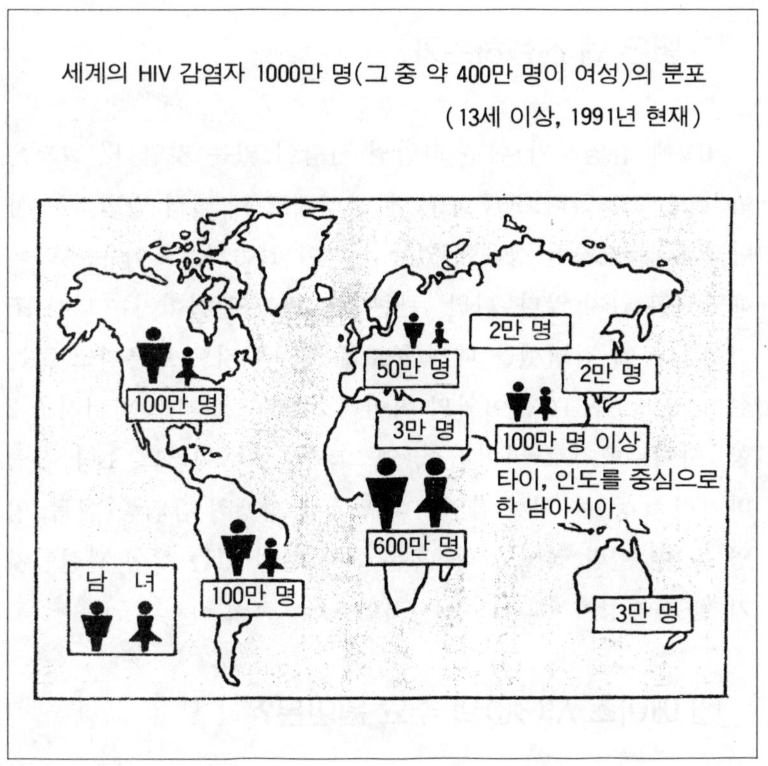

　여러 가지 예측이 활발히 이루어지고 있지만 최근의 연구에 따르면 치료하지 않고 방치해 두었을 경우 감염부터 발병까지의 평균 연수는 8년에서 11년이라고 한다.

　치료를 하지 않으면 HIV 감염자의 무려 78~100%가 15년 이내에 에이즈를 발병한다고 간주되고 있다. 이것은 경이적인 숫자다. 단, 최근은 치료법도 진보해 있기 때문에 이 예측은 대폭으로 변할지도 모른다.

□ 병은 왜 진행하는가?

HIV에 감염하기 쉬운 타입의 사람이 있는 것일까? 그것은 아직 모르고 있다. 또한 HIV에 감염해도 왜 빨리 발병하는 사람과 오래 건강한 상태에 있는 사람이 있는지, 그 이유도 아직 해명되고 있지 않다. 다만 '관련인자'라고 일컬어지는 다른 조건이 HIV에 감염했을 때의 중도를 좌우할지도 모른다고 하는 설이 있다. 즉, HIV 이외의 바이러스(단순 헬페스 바이러스 2형, 사이토메가로 바이러스, 엡스타인, 비바이러스, B형 감염 바이러스 등)에 의한 감염이나 과거에 성행위 감염증(매독, 임병 등)에 걸린 적이 있다. 혹은 현재 걸려 있는 것이 관련인자가 될 가능성이 있다고 하는 것이다.

□ 에이즈 사(死)의 주요 원인은?

이 HIV 감염증이 진행하면 면역기구에 중대한 장해가 일어난다. 그러면, 어떤 종류의 암이 발생하거나, 건강시라면 신체 속에 있어서도 병변이 되지 않는 감염증을 병발시키거나 해서 중증에 빠진다. 이런 미생물들은 대부분의 사람이 잠재적으로 갖고 있는 것이지만 면역 장해가 있는 사람에게만은 이것이 병의 원인이 된다. 이것을 '기회주의 감염'이라고 하지만 현재 기회주의 감염증과 암이 대부분의 에이즈 환자의 사망 원인이 되고 있다.

미 생 물	일어나는 질병
● 기생충, 원충	
카리니 폐렴	폐렴
톡소플라즈마, 곤지	중추신경계의 병
잠재적 포자충류 크립토스 폴리듐	설사, 쇠약
이소스폴라·벨리	설사
● 진균	
킨디다	반상피진, 식도염
크립토코카스	수막염
● 박테리아	
결핵균	폐결핵, 전신결핵
조형 마이코박테리아	파종성질환
살모넬라	위장질환
● 바이러스	
헤르페스	헤르페스, 대상포진, 홍역
사이토메가로 바이러스	결막염, 대장염, 뇌염

　지금까지의 현재 에이즈 환자에게 가장 많은 암은 카보지육종(혈관 내피에 생기는 암)이고 다음은 림프종(림프절의 암)이 되고 있다. 카보지 육종은 치료 불능의 죽음에 이르는 암이지만 진행은 비교적 느리기 때문에 환자는 이윽고 보다 손상이 큰 다른 기회주의 감염증을 발병하는 경우가 많다.

□ 신체 어디가 당하는 것일까

HIV 감염이나 기회주의 감염증에 걸리면 장의 점막이 손상을 입는다. 즉, 소화기 계통이 당하지만 이 때문에 영양을 흡수할 수 없게 되어 근육 등 지방이 없는 조직을 소모시키는 결과가 된다. 당연한 얘기지만 이런 소모가 심해지면 병에 대한 신체의 저항력도 약해져서 그 자체 치사의 원인이 되는 경우가 있다.

한편으로 HIV는 뇌 등 중추신경계(CNS)에도 장해를 주는 사실을 알고 있다. 특히, 크립토카스증(특히 수막염)이나 뇌의 염증을 일으키는 톡소플라즈마증 등, 어떤 종의 기회주의 감염증은 중추신경질환을 발증시킨다.

이 중추신경계 감염증은 에이즈의 일반적인 증상으로 극히 경증(예를 들면 가벼운 노망기)부터 중증(치매나 헛소리)까지 병상은 여러 갈래로 나눠진다.

그러나 최근 조사에서 HIV 감염자는 신체적 징후가 나타날 때까지는 정신장해의 징후를 보이지 않는 사실이 밝혀지고 있다.

□ 일시적으로 가벼운 증상으로 끝나는 사람도 있다

하긴 HIV 감염자 중에는 면역부전합병증에 걸려도 암, 소모, 치매 등 에이즈에 특징적인 임상 증상을 병발하지 않는 사람도 있다.

이런 생명에 위험이 없는 가벼운 증상에는 예를 들면 구내의 진균 감염증(칸디디나 반상피진), 발열, 만성피로, 설사 등을 들 수 있다. 보통, 증상은 가볍고, 단속적으로 생명의 위험은 없지만 환자는 불쾌감에 시달리고 신체는 점점 쇠약해가 버린다.

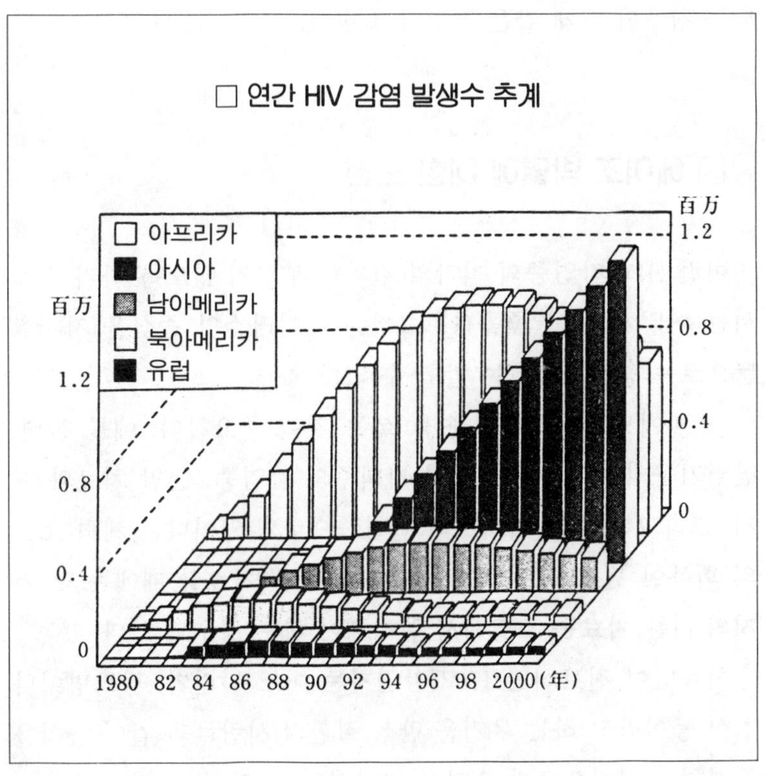

□ 림프절이 부으면 에이즈?

HIV에 감염하면 대부분은 끊임없이 수군데의 림프절의 부기에 시달린다. 이 증상은 지속성 전신성 림프절 종창(PGL)이라고 불리지만 PGL이라고 해서 HIV에 감염해 있다고는 할 수 없다. 덧붙이자면 최근 조사에 따르면 PGL 환자가 HIV 감염자일 가능성은 PGL 징후가 없는 HIV 감염자가 에이즈 환자가 되는 경우와 대개 같은 정도라고 한다.

□ 에이즈 박멸에 대한 도전

이런 HIV 감염증의 최악의 결과를 부르지 않도록 하기 위해서는 어떻게 하면 좋을까? 그것은 바이러스의 증식을 저지할 뿐으로는 충분하다고는 말할 수 없다.

그 외에도 여러 가지 손을 쓰는 것이 중요하다. 예를 들면, 면역기구의 보정, 여러 가지 기회주의 감염증 및 암 치료와 저지, 그리고 때로는 에이즈의 합병증으로써 일어나는 체력 소모의 회복이 필요해진다. 또한 HIV 질환을 치료할 때에는 몇 가지의 다른 치료는 조합해서 실시해야 하는 경우도 있다.

치료법이 진보하면 HIV 감염자는 어느 날인가, 당뇨병이나 천식 등이라고 하는 무거운 만성 질환의 사람들과 같이 증상을 적절히 관리함으로써 수명을 연장시킬 수 있게 될 것이다.

현재, 에이즈 관련의 암이나 기회주의 감염증의 대부분은 투약이라고 하는 방법으로 치료할 수 있다. 그 때 투약만을 실시하는 경우도 있지만 투약과 병행해서 다른 치료를 하는 경우도 있다.

이 수년간에 치료법이나 증상의 진행을 저지하는 방법은 대폭으로 개선되어 있어 기회주의 감염증이라면 그 대부분은 발명한 직후에 곧 투약 치료를 받으면 개선할 수 있다.

지금은 에이즈 사인이 60% 이상을 차지하는 카리니폐렴도 예방할 수 있게 되고 있다.

한편, 에이즈 관련의 암에는 화학요법과 방사선 요법을 조합한 치료를 한다. 그렇지만 증상이 진행하면 때로는 수종류의 의약품을 조합해서 투약해야 하는 경우도 있고 그런 경우에는 의약품에 대한 독성 반응을 병발해서 다종의 감염증과 암 치료의 성공은 미덥지 못하게 되어 버린다.

최근 에이즈 연구의 초점은 감염자 자신에게 해를 미치지 않고 HIV를 억제할 수 있는 의약품의 발견에 좁혀지기 시작하고 있다. 그리고 아지드티미진(AIT 또는 지드부진, 레트로빌TM)이라고 불리는 함바이러스제가 HIV 감염자의 건강 회복에 유효하고 수명을 연장시키는 사실이 실증되었다.

지금 미국 및 유럽에서는 다음과 같은 많은 의약품의 시험이 이루어지고 있다. 즉, DDI, DDC, 알파 및 베타 인터페론, HDA-23, 가용성 CD4, GM-CSF, GCQ223(화합물 Q라고도 불린다) 등등이다.

기억해 두기 바란다. 에이즈는 흔히 '절대 살 수 없는 병'이라고 일컬어지지만 이것은 사실이 아님. 확실히 매우 무거운 병으로 조치법도 아직 발견되고 있지 않다. 그러나 장년 에이즈에 걸려 있어도 살아 있는 사람은 많이 있다.

뉴욕시의 어느 조사에서는 에이즈 환자의 15%는 최저 5년은 산다고 보고되고 있다. 암 등 다른 중병 환자의 수명은 연장되고 있다.

□ 예방이야말로 최선책

예방이야말로 최선책 —— 물론이지만 감염해 있지 않는 사람을 보호하기 위한 왁찐 개발에는 지금 현재 큰 난관이 가로놓여 있다.

왁찐의 개발은 매우 큰 과학적 과제이지만 실제 문제로써 '매우 위험한 병에 이용하기 위한 아직 유효성이 실증되어 있지 않는 왁찐을 시험한다' —— 고 하는 사례가 생긴다. 당연 이것에는 윤리상의 문제가 으례 따른다.

이런 사정을 생각하면 에이즈 왁찐의 개발에는 앞으로 몇 년이나 걸릴 것 같다.

현재, 감염 경로를 완전히 이해하고 감염을 예방하는 것이 HIV 감염을 피하는 최선책이라고 말할 수 있을 것이다.

□ 감염 경로

HIV는 크게 나누면 다음 3가지의 경로로 감염한다고 한다.

(1) 성행위에 의한 감염

(2) 혈액에서 혈액으로

(3) 태어나는 아이에 대한 모자 감염

이 (1)~(3)에 대해서 설명해 두자.

(1) 성행위에 의한 감염

바이러스는 손상이 없는 피부를 통과할 수 없다. 따라서 사람면역부전바이러스 HIV는 질, 직장, 요도, 그리고 (이마) 입의 점막으로 체내에 침입한다. 이전은 HIV가 체내에 들어가기 위해서는 점막에 손상이 필요하다고 생각되고 있었지만 지금은 손상의 유무에 관계없이 침입해 오는 사실을 알고 있다.

※ HIV 감염 효용과 감염 상황(WHO 자료)

	효율	세계 전체의 HIV 감염 중에서의 비율
혈액	90% 이상	3~5%
모자 감염	30%	5~10%
성행위 (질) (항문)	0.1~1.0%	70~80% (60~70%) (5~10%)
약물 주사	0.5~10%	5~10%
의료종사자(바늘에 찔리는 사고 등에 의한다)	0.5% 이하	0.01% 이하

조사에 있어서도 HIV는 혈액, 정액, 질 및 자궁경관분비액, 모유로부터는 일관해서 검출되고 있지만 소변, 타액, 눈물로부터는 드물게 조금 정도 검출될 뿐이다.

　감염매체가 되는 것은 혈액, 정액, 질, 자궁경관 분비액이라고 역학에서도 실증되고 있다. 여기에 아주 드문 경우이지만 모유도 감염매체가 되는 경우도 있다. 즉, HIV는 항문성교나 질성교라고 하는 섹스 한창중에 정액이나 여성의 분비액 혹은 혈액을 매개로 해서 점막으로 들어간다. 단, 오랄섹스 중의 감염은 극히 드물다.

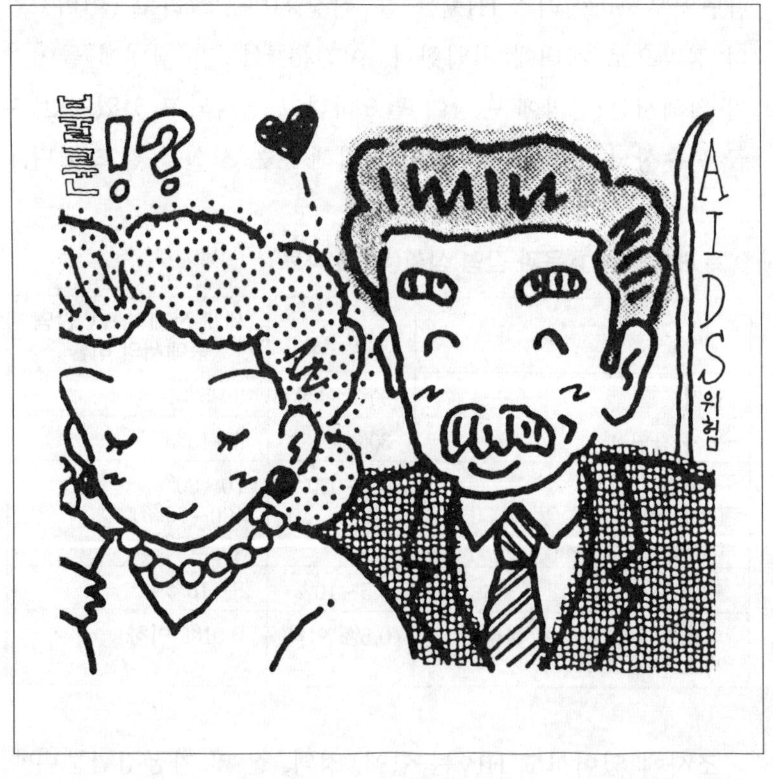

(2) 혈액에서 혈액으로

감염한 혈액이 정맥주사, 근육주사, 피하주사에 의해 직접 상대의 혈액에 섞여서 HIV에 감염하는 경우가 있다. 혈액에서 혈액으로의 감염은 다음 경로로 일어난다.

*말초독의 주사바늘이나 다른 기구를 공동 사용한다. HIV는 거기에 잔존하는 혈액을 매개로 감염한다.

*감염한 혈액이나 혈액 제제를 혈우병 환자나 수혈자에게 수혈한다. 그러나 1985년 이후 보존 혈액의 HIV 항체 검사가 이루어지고 있어 오늘날에는 수혈에 의한 감염은 매우 적어지고 있다.

(3) 모친으로부터 태어나는 아이에게

HIV의 전파는 임신중이나 분만시에 감염자인 모친에게서 아이에게 일어나는 경우가 있다. 또한 모유에 의해 HIV가 신생아에게 감염한 예도 아주 적지만 보고되어 있다. 어쨌든, HIV에 감염한 여성은 임신에 의해 자신의 상태가 진행해 버릴 위험성이 높아지는 경향이 있다.

□ 일상 접촉에서의 위험성

여러 가지 과학적 연구에 의해 일상적 접촉에서는 HIV는 감염하지 않는다고 결론지어져 있다. 국립과학 아카데미는 이렇게 보고하고 있다.

"보통의 일반 시민의 위생 수준은 1세대내에 사는 사람들 사이의 HIV 감염을 예방하는데 있어서 지나치게 충분할 정도다. 위험하다고 여겨지는 비교적 적은 성행위나 약물 남용행위는 하지 않으면 HIV 감염은 회피할 수 있다.”

기침이나 재채기로 나오는 타액이나 컵에 남은 타액, 눈물이나 소변 등은 이론적으로는 바이러스 감염의 매체가 될 확률은 제로는 아니지만 HIV의 감염자는 아니다.

또한 개나 고양이에게도 에이즈는 있지만 인간에게는 옮기지 않고 그 반대로 인간의 HIV가 개나 고양이에게 옮긴다고 하는 경우도 없다. 진드기나 모기에 물려도 감염될 걱정은 없다. 계산에 따르면 1000만 마리에게 물리지 않으면 감염하지 않는다.

□ HIV는 약하다

즉, HIV의 감염력은 감기나 인플루엔자의 바이러스 등보다 훨씬 약하다. 인플루엔자 등과 달리 공기 감염하는 일은 없고 열, 보통의 비누, 물, 가정용, 표백액, 알콜, 과산화수소, 라이솔, 풀에 사용하는 염소로 HIV는 간단히 죽어버린다. 또한 무생물 ― 즉 HIV 감염자가 만진 책상이나 책 등 ― 에 닿아도 HIV는 감염하지 않는다.

□ 에이즈 환자의 가족은

가정내에서의 HIV 감염 패턴에 대해서는 많은 연구가 이루어져 왔다. 그러나 현재 가족이나 동거자가 에이즈 환자와 함께 지내서 감염한 예는 전무이다. 가정에서 빈번히 접촉해도 병은 옮기지 않는다. 물론 남편 혹은 아내가 감염해 있어 성교하거나 감염한 모친이 아이를 낳았다고 하는 경우는 제외한다. 그러나 단지 베드, 접시, 의복, 변기, 음식, 칫솔, 장난감, 우유병을 가족이 공용하는 것은 아무런 문제도 없고 아무런 특별한 예방 수단도 취할 필요는 없다.

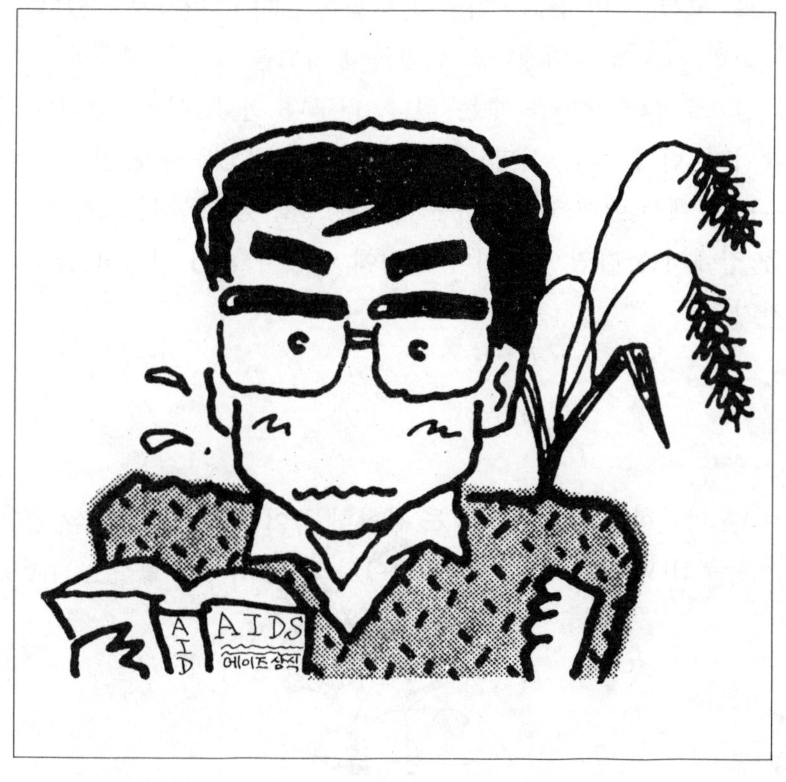

□ 직장에서의 접촉은 안전?

　만일 감염하면 학교나 직장에 지금까지 대로 다녀도 괜찮을까? 이 물음에 미 후생성 공중 위생국은 다음과 같이 답하고 있다.

　"에이즈는 혈액 또는 성행위에 의한 전염병으로 일상적 접촉에서는 전염하지 않는다. 회사, 학교, 공장, 공사현장이라고 하는 공공 장소에 HIV 가염의 종업원으로부터 직장 동료, 고객, 소비자에게 감염할 위험은 없다고 여겨지고 있다. 또한, HIV에 감염됐다고 판명한 종업원을 그것을 이유로 직장으로부터 내쫓을 수는 없다. 더구나 전화, 사무용품이나 기기, 변기, 샤워, 식당, 식수장으로부터 내쫓을 수도 없다."

　이 장에서 에이즈라고 하는 병의 성질을 아셨을까? 그럼, 다음 장에서는 감염 방법이나 현상에 대해서 좀더 자세히 살펴가자.

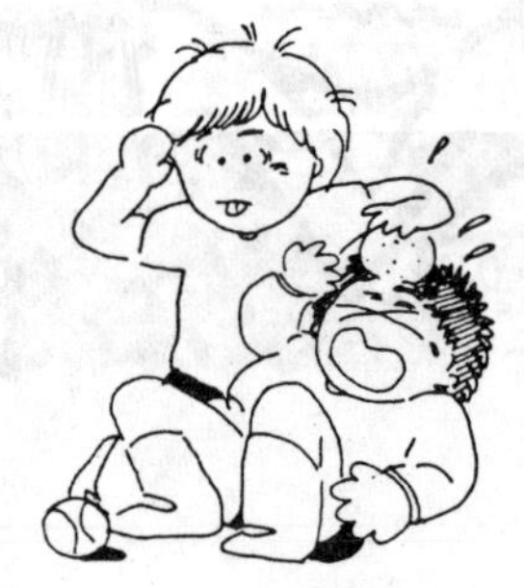

제 3 장

감염 경로를
밝혀 내자

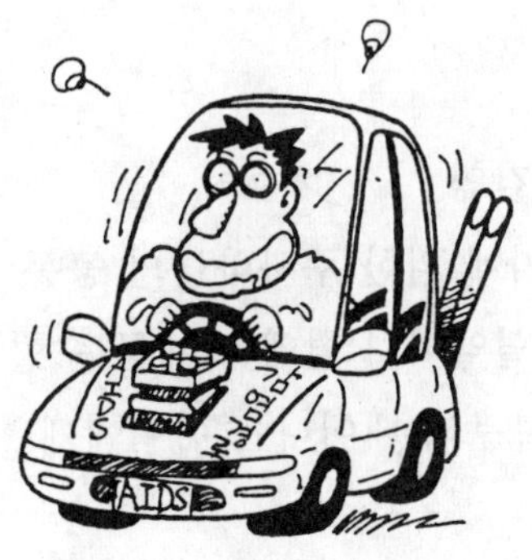

□ 바이러스가 활동하는 때와 장소가 있다

　미국 국립방역센터(CDC)의 연구자들은 에이즈 증례의 보고를 받을 때마다 정보를 수집해서 감염경로의 식별에 노력하고 있다. 그렇게 해서 낸 1991년 6월의 CDC 통계에 근거하는 사실은 다음과 같다.

　1979년의 시점에 있어서 에이즈 증례는 전미에서 11건이었다. 그런데 12년 후의 공식발표에서는 에이즈 증례는 17간 9,136건으로나 부풀어 올라가 버렸다. 이 새로운 보고에 따르면 에이즈는 현재 50주 ── 거의 미국 전역에까지 퍼지고, 4건 중 1건은 대도시(인구 5만 이상) 이외의 지역에서 발생하고 있다. 92년 4월 1일까지 전세계에서 보고된 에이즈 환자 수는 48만 4,148명에 이르고 있다.

　방역 센터의 보고에 따르면 HIV 감염자의 감염경로는 다음과 같이 되어 있다.

*성행위에 의한 감염	63%
*정주약물 남용자에 의한 주사바늘의 공동 사용	28%
*치료 때에 오염혈액이나 혈액 제재를 수혈 받아서	3%
*감염한 모친으로부터 태어나는 아이에게	4%
*불명	4%

□ 섹스에 의한 감염

이와 같이 미국에서의 모든 에이즈 증례 중 63% 내지 67%는 HIV는 성행위에 의해 감염한 것임이 밝혀지고 있지만 그 내역은 다음과 같다.

　*남성끼리의 성행위 　　　　　　　　　　　　　　58%
　*남녀간의 성행위 　　　　　　　　　　　　　　5내지 9%

여성끼리의 성행위로 감염한 증례도 2건이 있다. 2건 모두 혈액이나 질 및 자궁경관의 분비액이 점막에 접촉해서 HIV가 감염한 것이다.

※ 세계의 에이즈 환자의 상황(1992년)

지　　　역	환자 발생 상황	비　　　고	
아프리카주 (52개국)	144,863명	우간다 탄자니아 자이레 말라위	30,190 27,396 14,762 12,074
아메리카주 (45개국)	268,445명	미국 브라질 멕시코	213,641 22,583 9,073
아시아주 (28개국)	1,442명	일본 타이 이스라엘	453 179 169
유럽주 (28개국)	65,875명	프랑스 이탈리아 스페인	17,836 11,609 11,555
오세아니아국 (11개국)	3,523명	오스트리아	3,147
합계(164개국)	484,148명		

주 : (　)안은 환자보고가 있었던 나라이다.

미국에 있어서 모든 에이즈 증례 중 남녀간의 성행위에 의해 감염한 예는 1982년에는 1.2%였지만 1991년에는 6%로 증가하고 있다. 그렇지만 전체적으로는 낮은 비율이다. 이것에 비해 아이티나 중앙 아프리카에서는 HIV의 감염은 압도적으로 남녀간의 성행위에 의한다. 원래 이들 나라에서 온 이주자가 미국의 남녀간 감염예의 대부분을 차지하고 있었던 것이다.

그러나 현재는 남녀간 성행위에 의한 HIV 감염예의 75% 이상이 미국 태생의 사람들이 차지하고 있다. 이 미국 태생의 남녀의 성행위에 의한 HIV 감염률은 1985년 이후 무려 4배나 늘어나고 있다.

□ 옮기는 사람과 옮기지 않는 사람이 있다

성행위에 의한 HIV 감염은 현재 남성끼리의 경우에 가장 많이 발생하고 있다. 그렇지만, 질 또는 항문 성교를 하면 남성에서 여성으로도 옮기고 여성에서 남성으로도 옮긴다.

또한 HIV는 단 한번뿐인 항문 성교나 질 성교라도 정액이 체내에 들어가면 옮길 가능성이 있다.

그러나 대부분의 경우 실제 감염할 때까지에는 빈번히 성행위를 해서 바이러스가 접촉할 필요가 있다고 보여지고 있다.

지금까지의 미국에 있어서 에이즈 증례를 보면 성행위에 의해 남성이 여성에게 HIV 감염증을 옮기는 경우가 반대의 경우보다 훨씬 많다. 즉, 미국에서는 남성 감염자 쪽이 여성 감염자보다 많다고 하는 의미일지도 모른다. 혹은 HIV는 '남성에서 여성으로' 쪽이 '여성에서 남성으로'보다도 옮기기 쉬운 것일지도 모른다(임병 등 성행위 감염증과 마찬가지로).

곤란하게도 HIV 감염자인 이성과 성행위에 이르는 경우, 아무런 예방 수단도 강구하지 않는 사람들이 있다. 그 사람들의 감염 상황을 조사하면 HIV 감염률은 적게는 10% 이하부터 많게는 60%의 넓은 폭을 보였다.

이 조사로부터 같은 감염자와 섹스해도 왜 옮기는 사람과 옮기지 않는 사람이 있느냐고 하는 의문이 생겼다. 그 원인으로써 다음과 같은 요인을 생각할 수 있다.

□ HIV 중에는 감염력이 강한 것과 그렇지 않은 것이 있다

*감염 과정에 있어서 HIV 감염자의 바이러스에는 옮기기 쉬운 시기가 있는 것 같다. 아마도 신체의 면역 기구가 약해짐에 따라서 감염력은 강해지는 것으로 생각된다. 어떤 감염 경로에 의해 감염했느냐에 따라 바이러스의 감염력에 개인차가 나타나는 게 아닐까?

*어느쪽인가 한쪽이 다른 감염증을 병발하고 있으면 HIV는 보다 감염하기 쉬워진다. 즉, 다른 병에 의한 면역기능이 쇠약해 있으면 HIV는 감염하기 쉬워진다고 하는 것이다.

또한, 질, 항문, 요도 등의 점막이 다른 성행위 감염증(임병,

성기, 헤루페스 등)으로 궤양이나 염증을 일으키고 있으면 성적 분비물로 감염하기 쉬워진다.

*감염의 정도는 어떤 성행위를 하느냐, 혹은 어느 정도 빈번히 성행위를 하느냐에 관계하고 있을지도 모른다. 예를 들면, HIV는 질성교보다 항문 성교쪽이 옮기기 쉽다.

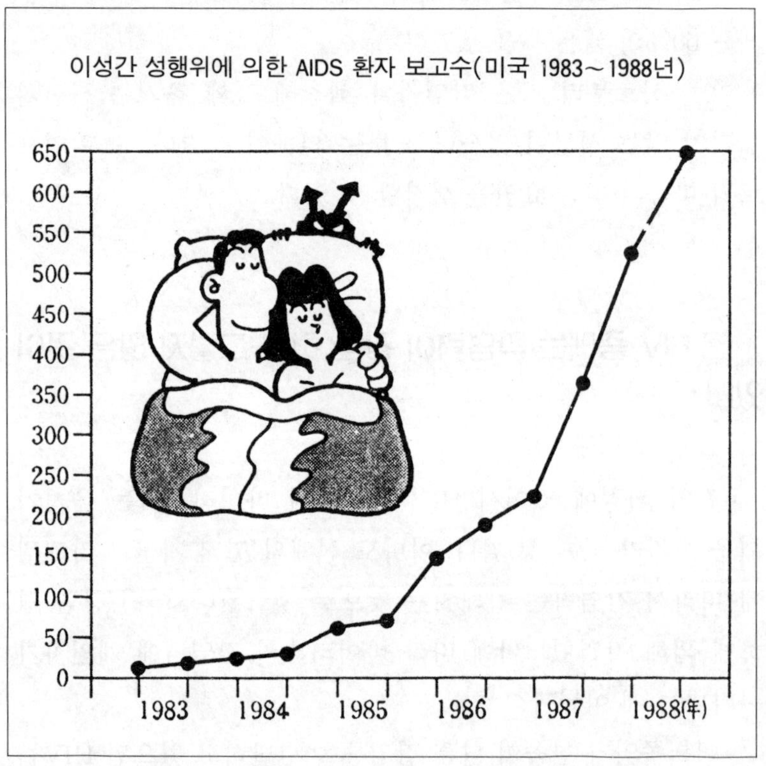

그런데 미국에서는 1992년까지 이성간 성행위에 의한 에이즈 증례는 1만 2000건으로 올라갈 것이라고 한다. 이미 성행위에 의한 HIV 감염은 주사바늘을 공동 사용하는 남녀 사이에서

는 대유행하고 있다. 과연 이번은 주사바늘 공용자와 성적 접촉을 갖지 않는 사람들 사이에서도 HIV의 성행위에 의한 감염이 늘어날까?

이것은 현재의 정보만으로는 예측할 수 없는 문제이다.

전문가는 예측에 필요한 정보 —— 예를 들면, 자신이 감염하고 나서 타인에게 옮기는 힘을 갖기 까지의 시간이라고 하는 정보를 아직 충분히 갖고 있지 않기 때문이다. 유감스럽게 현재의 시점에서는 주사바늘을 공용하지 않는 남녀 사이에서 에이즈가 어느 정도 유행하느냐에 대해서 정확한 예측은 전혀 할 수 없다.

□ 섹스 이외에서의 감염 —— 주사바늘의 돌려맞기

에이즈 증례의 28%는 주사바늘을 공용해서 감염한 것이라고 보여지고 있다. 물론, 이 중에는 실제는 성행위에 의해 감염한 사람이 있을지도 모른다. 왜냐하면 주사바늘 공용자의 4분의 1은 동성애 경험이 있는 남성이기 때문이다.

이런 정주약물사용자 사이의 HIV 전파는 지역에 따라 크게 다르다.

예를 들면, 뉴욕시, 북부 뉴저지, 푸에르토리코에서는 정주약물사용자의 70%가 감염자라고 조사에서 보고되고 있다. 그런데 미국의 다른 지역에서는 HIV 감염자는 정주약물 사용자의 5% 이하에 불과하다. 현재, 110만명 이상의 미국인이 정주약물 사용자이다. 따라서, 그런 사람들이 주사바늘을 공용하면 당연 감염의 위험성도 나올 것이다.

지금까지 현재 정주약물 사용자의 7%가 매년 HIV에 감염하고 있다.

□ 수혈로 감염한다?

에이즈 증례의 3%는 병 치료 때에 혈액이나 혈액 제제를 수혈했음으로써 감염한 것이다. 혈우병 환자는 '응고인자제제'라고 하는 혈액제제의 수혈을 받지만 최근까지는 이 제제를 제조하는데 복수 공혈의 혈장을 함께 풀하고 있었다.

따라서 HIV는 감염자로부터의 혈장을 통해서 수혈 때 옮겨 버리고 있었던 것이다. 그 때문에 혈우병 환자의 에이즈 감염율은 특히 높아져 버렸다.

이렇게 해서 1980년부터 '83년에 걸쳐서 공급혈액의 HIV 검사가 이루어지지만 그 사이 혈우병 환자 약 2만 명이 수혈을 받고 있다. 이 중 1만 2000명이 현재 HIV 오염 수혈로 감염하고 있다 라고 미국 방역센터는 추정하고 있다. 덧붙이자면 HIV 감염의 원인이 되었다고 일컬어지는 혈액제제는 전혈, 적혈구액, 혈장, 응고, 인자제제이다. HIV 감염의 원인이 되지 않았던 혈액제제는 면역 글로부린, 알부민, 플라즈마 탄백유분, B형간염 왁찐이다.

지금은 가열처리나 화학처리에 의해 감염원으로써의 응고인자제제는 소멸했다. 또한 HIV 항체검사를 도입해서 공급용 혈액을 검사함으로써 수혈로부터 감염할 위험성은 대폭으로 줄어들었다. 현재 1단위의 수혈로 감염할 위험은 미국에서는 15만 3000명에 1명으로 추정되고 있다.

□ 모자 감염의 경우

HIV가 모친으로부터 아이에게 감염하는 패턴은 3가지 있다고 되어 있다. 즉, 임신중에 어머니로부터 태아에게 감염하거나 혹은 출산시에 감염하거나 혹은 오염된 모유를 매개로써 유아에게 감염하거나 이다.

가령 모친에게 증상이 전혀 나타나고 있지 않더라도 HIV에 감염하고 있으면 그것만으로 태아에게 감염할 위험성이 있다. 이런 감염 패턴은 모자감염이라고 불려서 현재 에이즈 증례의 2%를 차지하고 있다.

모자 감염의 메카니즘은 아직 불분명한 점이 많다. 태아가 자궁내에 있을 때 감염하는 것일지도 모르고 혹은 분만시에 산도에서 감염하는 것일지도 모른다. 또한, HIV 오염의 모유를 먹고 감염한 예도 해외에서 3건만 보고되고 있다.

감염자인 임산부로부터 HIV 감염의 아기가 태어날 가능성은 연구나 지역에 따라 다르지만 매우 높다.

조사에서는 30%(약 3명의 아이에 1명)부터 5%의 확률이라고 한다. 현재 에이즈에 걸려 있는 아이의 대부분은 이 모자 감염에 의한 것으로 미국에서는 적어도 어느쪽인가의 부모가 주사 바늘을 타인과 공용한 과거를 갖고 있다(진단시에 13세 이하였던 아동은 '에이즈 아동'이라고 불리고 있다)

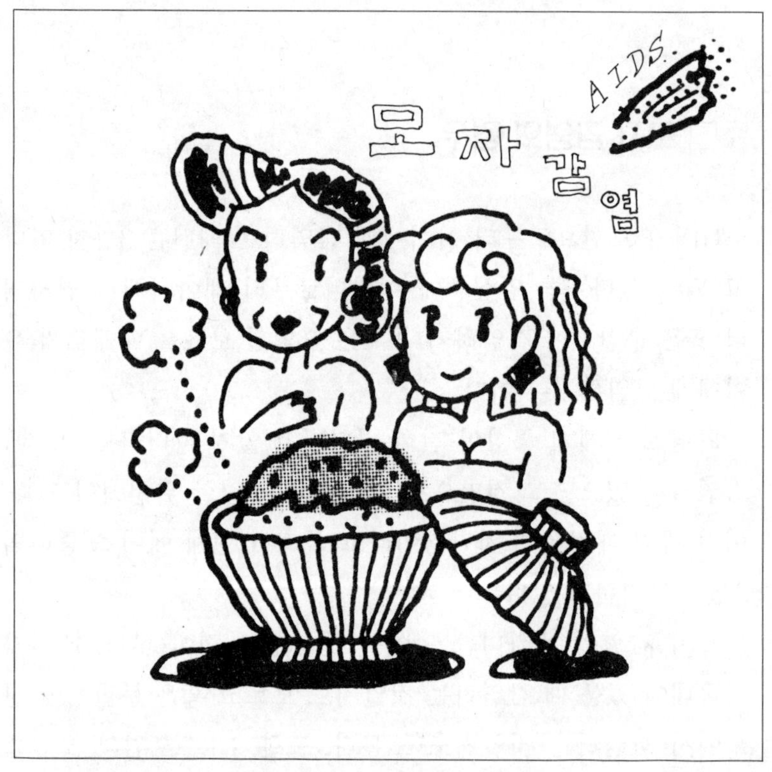

□ 의사가 감염하는 이런 경우

많은 의료 종사자가 매일 에이즈 치료에 임하고 있다. 의료 종사자 —— 즉 의사, 간호사, 외과의, 치과의 등을 가리키지만 그들은 에이즈 치료에 사용한 주사 바늘을 깜박 자신에게 찔러 버리거나, 환자의 혈액이나 체액이 우연히 신체에 튀어 버리거나 하는 경우가 있다. 현재 피부의 창상 등에 오염 피를 받아 감염이 성립하는 위험률은 300회중 1회의 비율이라고 추정되고 있다.

1990년 2월의 시점에서 취업중에 감염한 의료종사자는 전세계에서 25명으로 헤아려지고 있다. 19명은 피부의 찰과상, 7명은 무상이 아닌 피부에 혈액을 대량으로 뒤집어 쓴 것이 원인으로 HIV에 감염해 버렸다.

이 중 2명이 에이즈를 발증하고 있다. 의료 종사자는 방역센터가 권하는 감염 예방 가이드 라인을 엄중히 지키자. 그렇게 하면 혈액과의 접촉에 의한 감염의 위험을 피할 수 있을 것이다.

□ 미확정의 루트

모든 에이즈 증례중 4%는 방역센터가 '미확정'으로 분류하는 감염 루트를 거쳐 일어나고 있다. 1991년 6월의 시점에서 우선 1만 1664명이 미확정이라고 보고되었다. 그러나 조사 결과, 이 중 96%는 분류할 수 있었다고 하고 있다. 분류의 내역은 다음과 같다.

*아직 면접하지 않은 사람

면접중인 사람   4,602(39%)

*사망, 면접거부, 행방 불명 등으로 자세한 감염 정보를 입수할 수 없는 사람   1,422(12%)

＊면접 후 또는 통지를 받은 후의 확정 그룹으로 재분류된
사람   5,171(44%)
＊면접에서는 이성과의 섹스 이외에 감염경로는 생각할 수
없다고 하는 사람. 이 중의 대부분은 실제 이성간 성행위
감염의 증례일 지도 모른다고 방역 센터는 말하고 있다.
                                      468(4%)

□ 남자와 여자와 아이와 에이즈, 동성애의 남성 (게이)과 에이즈

미국에서의 에이즈는 바야흐로 25세부터 44세의 남성이 사망할 때의 최대의 사망 원인이 되고 있다. 1992년말까지는 베트남 전사자보다 많은 미국의 젊은이가 에이즈로 죽을 것이라고 일컬어지고 있을 정도다.

이 대부분은 동성애자이다. 유감스럽게 HIV 감염은 에이즈가 확정되어 그 감염 루트가 해명되기 이전에 동성애자 사이에 퍼져 버린 것이다.

이런 사실로 보면 뒤늦게나마라고 말할 수 없지도 않지만 뉴욕 등 대도시에서는 게이 커뮤니티가 에이즈 감염의 예방이나 건강 교육을 강력하게 추진하고 있다. 에이즈 환자에게 원호나 개호의 손을 뻗어서 대처 방법의 모범을 보이려고 하는 것이다.

이런 게이 커뮤니티는 HIV 감염의 위험성을 경감하는 방법

을 널리 보급하고 있다. 그 덕분일 것이다.

샌프란시스코에서의 조사에 따르면 조사 대상이 된 게이 사이에서의 '감염 리스크 높은 성행위'는 1978년부터 85년에 걸쳐 90%나 감소했다고 한다. 그래도 특히 사춘기의 젊은 이용으로 에이즈 교육을 계속하는 것은 절대로 필요할 것이다.

샌프란시스코에서는 1982년 이후 게이가 새롭게 HIV에 감염하는 율은 매년 급격히 줄어들고는 있지만 역시 아직 상당한 감염 증례가 보고되고 있기 때문이다.

또한 도시 이외의 지역에서는 게이용의 리스크 경감 교육은 아직 충분히 이루어지고 있다고 말할 수 없는 현상이다. 그런 사회에서는 게이에 대한 편견과 성행위 그 자체를 부인하는 태도가 뒤범벅이 되어 안전한 성행위 교육의 보급을 방해하는 결과가 되고 있다. 게이라는 사실을 숨기고 있는 남성은 오염을 두려워하기 때문에 개방된 게이 사이에서는 총의와 원호에 의해 보급하고 있는 리스크 경감 방법을 받아들일 수 없다.

□ 여성의 에이즈 증례

미국의 모든 에이즈 증례중 여성은 10% 남짓을 차지한다고 일컬어지고 있다. 여성 에이즈 환자의 대부분은 출산 가능한 연령에 집중하고 있다. 즉, 그 79%가 13세부터 44세 사이에 있다. 1991년 6월 시점에서 여성 에이즈 환자는 1만 7730명이다.

여성들의 감염경로는 다음과 같다.

*정주약물용의 주사 바늘을 공유해서　　　　　9,013(51%)

*주사바늘을 공용하는 남성과 섹스로　　　　3,673(21%)

*동성애 경험이 있는 남성과의 섹스로　　　　555(3%)

*이성간에서의 감염이 만연하는 나라에 태어난 것,
　또는 그와 같은 나라에 태어난 사람과의 섹스로　673(4%)

*오염혈액 또는 혈액제제를 수혈받아　　　　1,570(9%)

*혈액 또는 미확정 루트로 감염한 파트너와의 섹스로

　　　　　　　　　　　　　　　　　　971(5%)

*감염 루토 미확정. 방역 센터에 따르면 이런 증례의 대부분
은 남성으로부터 여성으로의 성행위 감염례라고 한다.

　　　　　　　　　　　　　　　　　　1,275(7%)

□ 어린이의 에이즈 증례

모든 에이즈 증례중 13세 이하의 어린이는 1% 내지 2%를 차지하고 있다. 이런 어린이들은 에이즈 아동이라고 불리고 있지만 그 84%는 출산 때 모친으로부터 감염한 것이다.

또한 14%는 오염 혈액이나 혈액제제로 감염하고 있다. 소아 에이즈의 증례중, 이 어느쪽에도 포함되지 않는 것은 불과 2%이다. 다른 아이와 놀거나 학교에 있을 때에 에이즈에 감염한 예는 전혀 없다.

※ 세계에 있어서 HIV-1 감염 패턴

	분포지역	특 색	발생, 감염, 확대시기	성행위 감염	그 외의 루트에 의한 감염	모자 감염
제1군	서구 북미, 남미의 일부, 오스트리아, 뉴질랜드	남성동성애자, 남성양성애자, 정주약물남용자주	1970년대 중기~1980년대 초기	남성동성애자가 있고 대도시에서는 25% 이상이 감염해 있다. 이성간의 성적 접촉은 한정되어 있지만 증가한다고 생각된다.	정주약물남용자(남유럽에서조차 호모 다음으로 많다)나 HIV 감염피에 의한 수혈 및 혈액제제에 근거하는 감염, 오늘도 계속되고 있는 것은 아니지만 1985년 이전은 이 루트에 의한 매우 다수의 감염자가 존재했다.	여성 정주약물남용자, 그 섹스 파트너, HIV-1 감염지역에서의 여성
제2군	아프리카, 카리브해 연안, 남미의 일부	이성간의 성적 접촉이 주	1970년대 초기~후기	이성간의 성적 접촉이 주, 지방에서는 20~40대의 25%가 감염해 있는 곳이 있고 매춘부의 90%가 감염해 있다고 한다.	HIV 감염피에 의한 수혈이 공중위생상의 큰 문제가 되고 있다. 남성동성애에 의한 감염이 주인은 아니다.	항 HIV-1 항체양성의 이성이 5~15%나 있다. 이런 지역에서는 큰 문제가 되고 있다.
제3군	아시아 태평양 지역(제오스트리아, 뉴질랜드), 중근동, 동구, 남미 미개발 지역의 일부	불특정다수의 섹스 파트너를 가진 사람과의 사이에 최근 확대된 것	1980년대 초기~중기	남성동애자 및 이성간의 성적 접촉의 양쪽이 보고되고 있다.	현재 큰 문제가 되고 있지는 않다. 수입혈액 혹은 수입혈액 제제 투여를 받은 사람들 중에 감염자를 볼 수 있다.	현재 문제로 삼을 정도는 아니다.

□ 혈우병과 에이즈

미국의 A형 혈우병 및 B형 혈우병 환자는 1만 5000명으로 추정되고 있다. 혈우병은 혈액이 응고하는데 필요한 인자가 부족하기 때문에 출혈이 멈추기 어려워지는 병이다.

혈우병 환자의 치료에는 사람의 혈장으로부터 수집된 주사용 응고인자가 이용되지만 그 결과 A형 혈의병 환자(제8 응고자결손)의 무려 80% 내지 90%는 HIV에 감염하고 있다고 보고되고 있다.

122

이 A형에 비해 B형 혈우병(제9응고 인자결손) 환자는 보다 적은 응고인자 치료를 받기 때문에 감염 리스크에는 별로 노출되지 않는다.

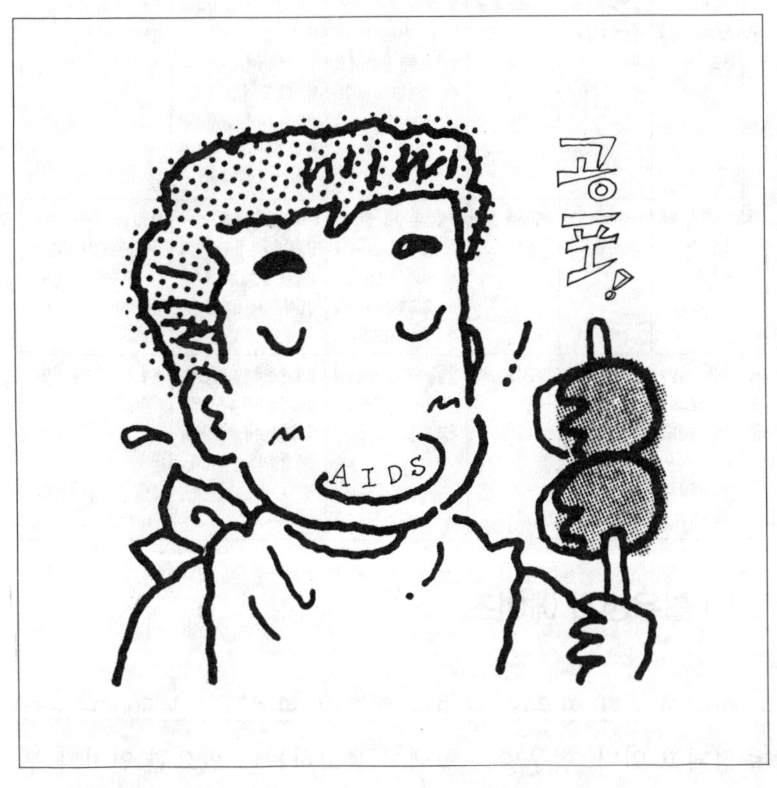

따라서 B형 혈우병 환자의 감염률은 A형보다 낮아 35% 내지 45%에 그치고 있다.

이런 혈우병 환자 사이에서 감염이 퍼진 것은 많은 헌혈자의 혈액을 풀해서 그로부터 응고인자를 제조했기 때문이다.

1985년 3월에 헌혈검사가 입법화될 때까지는 응고 인자가

HIV에 오염되는 가능성은 매우 높았다. 그러나 미국제농축응고인자의 가열처리가 이루어지게 되면(이것에 의해 HIV의 감염성이 파괴되었다), 아직 감염하고 있지 않다, 혹은 1985년 이후에 태어난 혈우병 환자가 감염할 위험은 일소된 것이다.

□ 미국의 감염률

에이즈 증례의 대부분은 방역 센터에 보고되어 동센터는 그것을 표로 만든다. 그러나 많은 HIV 감염자에 적용할 수 있는 감시 시스템은 없다. 그래서 여러 가지 그룹을 대상으로 '혈청학적 역학조사'를 실시해서 HIV 감염률을 산출하고 있는 것이 현상이다.

그 때, 그때까지 HIV에 감염할 위험성은 별로 높아지지 않을 것이라고 생각되고 있었던 사람들 ——이성과의 성행위를 실시하는 사람들 등 —— 도 조사 대상에 덧붙이게 되었다.

조사 결과, 주사바늘 공용자, 수혈과 응고인자수혈자, 동성과 성행위를 하는 남성, 이런 남성들의 성적 파트너를 제외한다. 미국 인구에 있어서 HIV 감염률이 약간 분명해졌다.

이 외에도 여러 가지 조사 결과가 나와 있다. 우선 1985년부터 '88년에 걸쳐서 미국 적십자는 1500만 명을 대상으로 HIV 항체 검사를 실시했다. 이 중에서 1만 명 중 2명의 비율로 양성 반응이 나타났다.

적십자는 '남성과 성행위를 한 남성이나 주사바늘 공용자는 헌혈을 하지 않도록'라고 요청했기 때문에 수혈로부터 감염하는 경우는 현재는 좀처럼 없어졌다.

또한 1985년부터 '88년에 걸쳐서 180만 명의 미국 시민이 병역 의무의 등록을 했지만 그 중 HIV 항체검사에서 양성이 나타난 것은 1만 명에 14명이라고 하는 비율이었다.

직업부대(가난한 청소년을 위한 직업훈련 센터 등을 운영하는 조직)의 국내 훈련 프로그램에서는 응모자 8만 4000명을 헤아렸지만 검사 결과 1만 명에 41명의 비율로 양성반응이 나타났다.

또한 6도시에 있어서 성행위에 의해 HIV에 감염한 환자가 조사되었다.

감염률은 1.2%, 즉 1만 명에 120명의 비율로 그 감염 루트도 이성과의 무방비한 섹스가 원인인 경우가 전부였다.

그 외에 19의 공립 또는 사립대학에서 학생 1만 700명을 대상으로 한 조사가 이루어져서 1000명당 2명의 비율로 HIV에 감염해 있음을 알았다.

□ 에이즈의 미래

현재 미국에서는 대충 말해서 100만 명이 HIV에 감염해 있고 또한 매년 4만명 이상의 새로운 감염자가 발생하고 있다.

1991년 6월까지의 시점에서는 약 18만 명의 미국인이 에이즈라고 진단받고 있다. 1992년 말에는 미국에서 에이즈라고 진단받은 사람은 합계 36만 5000명으로 올라갈 것이다.

세계보건기관(WHO)은 전세계에서 900만에서 1100만 명이 HIV에 감염해 있다고 하며 1991년 5월 시점에서는 전세계에 150만 명의 에이즈 증례가 나와 있다고 추정하고 있다.

또한 2000년까지 HIV 감염자의 수는 합계 4000만 명으로 올라가고 그 중 80%가 남녀 섹스에서의 감염에 의한 것이리라고 예측하고 있다.

그럼 구체적으로 에이즈는 어떻게 예방하면 좋을까? 다음 장을 차분히 읽어 주기 바란다.

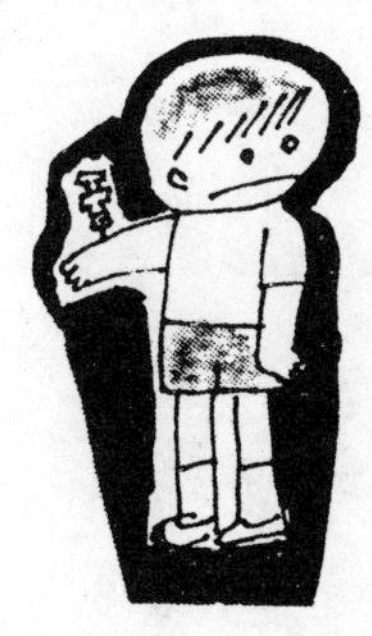

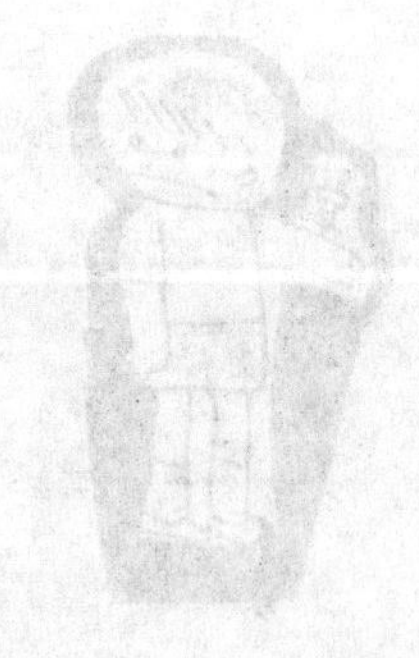

제 4 장

에이즈는
어떻게 예방하는가

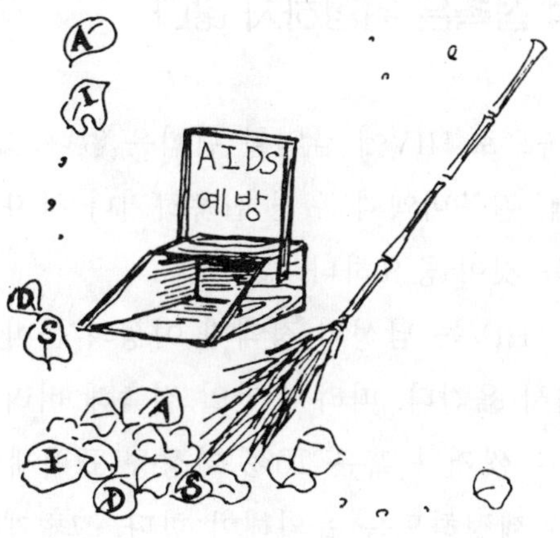

□ 두려워 하기만 하면 한층 위험하다

에이즈는 확실히 무서운 병이지만 감염자라고 무조건 피하는 것은 부당한 차별이다.

우선 HIV 감염의 리스크가 존재하는 상황과 감염의 리스크가 거의 없는 상황 혹은 전혀 없는 상황을 확실히 구분하는 것이 중요하다.

일반적으로는 HIV에 감염해도 일상 생활은 완전히 보통 그대로로 아무런 걱정도 필요없다. 다만, 성행위 때나 정주약물을 사용하는 경우는 HIV 감염의 리스크를 줄이도록 주의할 필요가 있다.

□ 일상적 접촉은 위험하지 않다

일상적 접촉으로 HIV에 감염할 위험은 없다. 그러나 감염자의 혈액, 정액, 질분비액과 우연 접촉하거나 하지 않도록 평소부터 주의하는 것이 중요하다.

반복하지만 HIV는 남성의 정액과 여성의 분비액 혹은 혈액을 매개로 해서 옮긴다. 따라서 만일 접촉해 버리면 손이나 피부를 비눗물로 씻거나 혹은 10% 가정용 표백제와 같은 약성 살균용액으로 세정하도록 유의해야 한다. 그렇게 하면 HIV는 사멸한다.

또한 칫솔, 면도칼, 털뽑개, 빗 등 선혈이 묻어 있을 우려가 있는 기구는 공용하지 않는 외의 방법은 없다. 감염한 혈액이 묻어 있으면 상처 자리로 옮길 가능성이 있기 때문이다.

□ 서비스업은 위험?

미국 국립공중위생국은 직장에서의 HIV 감염에 대해서 일련의 권고를 발표하고 있다. 그 중에서 '사람과 사람과의 성적이 아닌 접촉이 번번히 일어나는 직장에서도 HIV는 좀처럼 감염하지 않는다'라고 분명히 서술하고 있다.

그 직장이란 다음의 3업종에 포함되는 직장을 가리킨다.

*요리인, 웨이터, 바텐더, 기상 승무원 등 음식 서비스 종업자.

*미용사, 이용사, 에스테 미용사, 매니큐어 등 접객 서비스 종업자

*간호사, 의사, 치과의, 검안사, 실험기사, 긴급의료기사 등 보건의료종사자.

□ 관계 당국은 이렇게 말하고 있다

"여러 가지 실험 또는 전염병 연구에 의해 혈액 감염증 및 성적 감염증은 음식물의 조리중 혹은 서비스 중에는 일어나지 않는 사실이 실증되고 있고 그와 같은 상황하에서 HIV

감염도 1건도 기록에 있다.”

관계 당국은 접객 서비스 종업자로부터 고객에게 혹은 고객으로부터 종업원에게 HIV가 감염한 실례는 1건도 없다고 말하고 있다.

그렇지만 치료중이나 치과치료중에 출혈하는 경우는 가끔 있고 그 때 감염자의 혈액이 의사의 상처 부위에 접촉해서 거기로 옮길 가능성도 생각할 수 있다.

반대로 HIV에 감염한 보건의료종사자가 환자에게 감염시켜 버린 예도 극히 드물지만 보고되고 있다. 원인은 분명히 적절한 예방 조치를 취하고 있지 않았던 탓이다.

그래서 관계 당국은 HIV 감염예방을 위해 보건의료의 현장에 있어서 일상 위생 가이드 라인을 제시했다. 그것에 따르면 만일 감염예방책을 실행하고 있으면 HIV 감염으로 알고 있는 보건종사자라도 직장을 떠나지 않아도 괜찮게 되고 있다. 단, 보건의료종사자가 직장에 종사할 수 없는 종류의 감염증 또는 질환을 갖고 있으면 이야기는 다르다. 일반적으로는 보건종사자로부터 환자로의 감염은 매우 예외적이다.

□ 학교에서 감염하다?

에이즈 유행의 초기부터 학교에서의 일상 생활을 통해 에이즈가 소아 환자로부터 다른 학생에게 옮길지도 모른다고 일반 시민이나 매스컴은 걱정하고 있었다.

그 결과 병든 아이를 소외하고 퇴교시키도록 운동하는 부모들까지 나타나는 형편이었다. 그렇지만 지금은 이와 같은 걱정은 무용임이 과학적으로 실증되고 있다.

학교나 보육소에서 에이즈가 감염한 예는 하나도 없고 HIV가 아이로부터 아이에게 감염한 예도 전혀 보고되고 있지 않다.

잊어서는 안 된다, HIV는 성교섭이나 정주약물사용으로 감염하는 병이다. 따라서, HIV 감염의 리스크는 아이보다 사춘기의 청소년 쪽이 훨씬 크다고 말할 수 있을 것이다.

□ 수혈은 안전한가

유감스럽게 1985년의 봄부터 수년전에 다량의 수혈을 받은 사람은 HIV에 감염해 있을 리스크가 크다. 혈액성분이나 그 제제가 HIV를 옮기는 사실은 지금은 입증되고 있지만 구체적으로 수혈의 안정성 확보에 조치가 취해진 것은 1985년 봄부터이기 때문이다.

특히 HIV 감염발생률이 높은 지역(뉴욕, 샌프란시스코, 로스앤젤레스)에서 85년 이전에 수혈을 받은 사람들은 주의를 요한다. 이와 같은 사람들은 가령 감염해 있지 않다고 하는 확신을 갖고는 있어도 한 번은 근처 상담소에서 상담해 보는 편이 좋을 것이다.

□ 헌혈은 항상 안전한가

헌혈을 해서 HIV에 감염하는 경우는 절대로 없다. 혈액섭취에 사용하는 바늘은 반드시 살균되어 용기에 들어가 있고 1회마다의 일회용이기 때문이다.

헌혈에서 유의해야 할 점은 이 외에도 있다. 그것은 HIV 감염의 리스크를 갖고 있는 사람이 헌혈 운동에 참가를 강요당했을 경우다. 그 때는 헌혈 때 용지에 '연구용만의 제공을 바란다'라고 명기해야 한다. 이것은 표준적 절차로 혈액은행이 당신의 프라이버시를 보호하고 당신이 헌혈을 거부해서 무용의 분규가 일어나지 않도록 하기 위해서 마련하고 있는 것이다.

단, 혈액은행은 양심적이지만 어떤 목적이든 헌혈을 실시할 때에는 당신이 감염해 있는 사실을 비밀로 해 둘 수 없다. 그것은 알아 두는 편이 좋다.

□ 각성제와 에이즈

헤로인, 코카인, 스피드(각성제의 일종) 그 밖의 마약을 정맥주사나 피하 주사로 섭취할 때 바늘을 타인과 공용하면 HIV에 감염할 리스크는 매우 높아진다.

또한, 이미 감염해 있는 사람의 경우는 약물 그 자체가 발병률을 증대하는 점도 기억해 두기 바란다. 체내에 헤로인 등을 주입하면 면역기구가 장해를 받아 바이러스의 증식을 재촉해 버릴 우려가 있다.

또한 HIV에 감염해 있는 정주약물사용자가 그대로 마약을 계속 맞으면 주사바늘 사용을 그만둔 HIV 감염자보다 타인에게 옮길 가능성이 높다. 그 때문에 현재 정주약물을 상습하고 있는 사람은 모두 온갖 수단을 시도해서 상습을 그만두어야 한다.

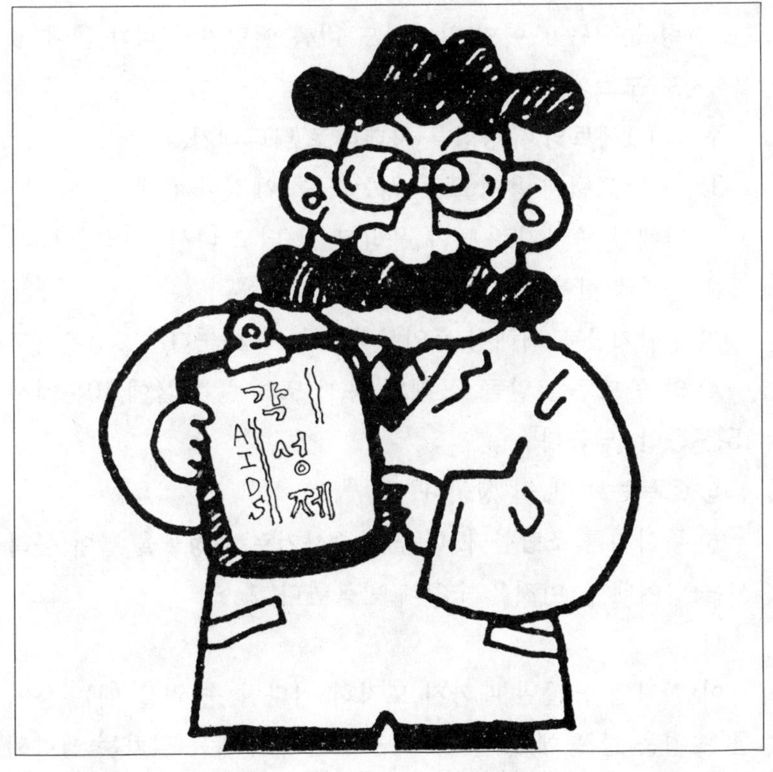

만일 그만두지 못하고 정주약물을 계속 사용하면 적어도 주사기, 팔을 조르는 고무밴드, 바늘, 쿠커(마약을 가열하기 위한

작은 용기), 솜 등 정주약물 비품(마약주사기구 한 세트)은 타인과 절대로 공용하지 않는 것이다.

새로운 주사기 1세트를 구입했을 경우라도 사용전에는 반드시 잘 씻을 것. 만일 타인과 비품을 공용한다면 사용전 혹은 다음 사람이 사용하기 전에 반드시 세정하자. 그 경우 알콜(약국에서 살 수 있다)이나 가정용 표백제(물 1컵에 큰 수저 3순가락의 표백제), 또는 끓는 물에 비품을 정성껏 닦을 것을 권한다. 가령 눈에는 보이지 않더라도 비품 어딘가에 피가 묻어 있을 지도 모르기 때문이다.

주사기 1세트의 세정법을 차례대로 나타내자.

① 약물, 표백제 용액 또는 끓는 물을 세정한 컵에 넣는다.

② 약체를 주사기로 빨아 올리고 잘 닦고 나서 밀어낸다. 이것을 수차례 반복한다.

③ 주사기를 분해해서 흡인부와 바늘로 나눈다.

④ 양쪽 모두를 알콜, 표백제 용액 또는 끓는 물에 10분에서 15분 동안 담근다.

⑤ 흐르는 물에 잘 헹군다.

⑥ 주사기를 조립한다. 다음에 주사기로 세정물을 빨아 올려서는 밀어낸다. 이것을 수차례 반복한다.

이런 작업을 끝낼 때까지 도저히 기다릴 수 없을 때는 용기를 뜨거운 물 등에 15분 정도 담궈 둔다고 하는 절차는 생략해도 좋다. 그러나, 반드시 표백제 용액에 씻어 물에 잘 헹구는 것이다.

그리고 이것만은 절대 기억해 두기 바란다. '당신 자신의 감염경로에 관계없이 당신은 성행위에 의해 사람에게 옮길 가능성을 갖고 있다'고 하는 사실을.

미국인의 정주약물 상습자는 현재 120만명으로 추정되고 있다. 그중 HIV 감염자로 간주되어 마약치료 프로그램을 받는 정주약물사용자의 비율은 와이오밍주 샤이엔의 0%부터 뉴욕시의 61%까지로 여러 가지이다.

유감스럽게 현존의 마약치료 프로그램에서는 정주약물 사용자는 12명에 1명의 비율로밖에 치료할 수 없다. 또한 뉴욕시에서는 1개월부터 3개월 기다리지 않으면 마약상습자 치료 프로그램(메사돈 유지 프로그램)을 받을 수 없다. 최고 6개월간 마약을 끊는 생활을 지도하는 치료 프로그램에 들어가기 위해서 6개월 기다리는 경우조차 있다.

어쨌든 에이즈 예방에 있어서는 청결한 주사바늘을 사용하는 것이 얼마나 중요한지를 안 정주약물 사용자는 HIV 예방주사기술을 배움과 동시에 마약상습벽의 치료도 받을 수 있게 되었다.

이런 사실을 입각해서 정주약물 분야의 일류치료보건 전문가들은 다음과 같은 방책을 권고하고 있다.

*약물사용자치료 프로그램의 확대

*이전의 정주약물사용자가 1대 1로 건강상담에 응할 것.

*주사바늘을 세정하는 방법을 널리 알리고 살균바늘을 배포할 것.

*안전한 성교섭을 계몽하고 주사바늘의 공용을 부인하는 정

주약물사용자의 자조 그룹을 지원할 것.

미국 과학 아카데미도 주사바늘 공용에 의한 HIV 감염을 줄이기 위해서 몇 가지의 공중 위생책을 마련해서 그중에서 살균된 일회용 주사기의 판매나 소유를 합법화하도록 권고하고 있다.

□ 안전한 섹스법

이미 게이들은 안전한 성행위에 대해서 왕성하게 배우고 그것을 실천에 옮기고 있다. 게이가 아니라도 연애경험이 많은 사람은 리스크가 적은 성행위에 대해서 적극적으로 배우고 그것을 실행하는 것이 중요한 것이다.

HIV에 대한 자기 방어는 언제부터 시작해도 너무 늦다고 하는 일은 결코 없다. 이미 감염했다고 생각하고 있는 사람이라도 성행위 때 감염 리스크를 경감하는 방법을 지키면 절대 손해는 없다. 자신도 모르게 반복해서 HIV에 접촉해 있거나 다른 성적 감염증을 가진 사람과 무방비의 성교섭을 갖거나 하면 그것이 발병의 계기가 되는 경우가 있기 때문이다.

그런데 성행위를 실시할 때는 다음과 같은 리스크 경감 가이드 라인에 따라 주기 바란다.

□ 섹스로 감염하지 않기 위해서는

안전한 성행위란 한마디로 말하면 성교(질성교 및 항문성교)를 실시할 때는 처음부터 끝가지 콘돔을 사용한다고 하는 것이다.

자세히 설명하자. 우선 성교섭에 있어서 HIV가 감염하는 리스크를 3단계로 나누면 고리스크 저리스크 무리스크가 된다. 각각이 어떤 행위인지는 나중에 구체적으로 서술하기로 하고 고리스크의 성행위는 일반적으로 점막이 감염자의 혈액이나 정액에 직접 접촉한다고 하는 것이다.

점막이란 항문, 질, 구내, 그리고 요도라고 하는 부분의 점막을 가리킨다. 만일 파트너가 감염해 있는 경우 점막에 프터의 혈액이나 정액이 접촉하면 HIV의 감염률은 대폭으로 높아진다.

따라서 이와 같은 접촉을 부르는 성행위도 극력 피하는 편이 좋다.

즉, 파트너의 체액과 당신의 점막이 접촉만 하지 않으면 감염의 리스트는 전혀 없다. 따라서, 가령 파트너가 감염자라도 무리스크의 성행위를 확실히 실시하면 완전히 안전하다고 해도 좋다.

다음에 저리스크 성행위의 경우이지만 고리스크의 경우만큼 사실은 명백치 않다.

가령 혈액이나 정액이 점막과 접촉하지 않더라도 다른 체액과 점막과의 접촉이 조금이라도 있으면 안전하다고는 말할 수 없기 때문이다.

체액에도 HIV가 포함되는 경우가 있다. 단, 농도는 낮기 때문에 감염의 리스크는 적을지도 모른다.

예를 들면 타액중에는 HIV가 극히 적기 때문에 안전하다. 일설에 따르면 양동이 3동이 분의 타액을 마시지 않으면 감염하지 않는다고도 일컬어지고 있다. 따라서 HIV가 구내의 점막으로 체내에 들어가는 일은 타액의 경우 거의 없다.

그러나 감염자의 입속에 상처가 있어 출혈하고 있는 것 같은 경우는 역시 위험하다고 말할 수 있을 것이다.

저리스크의 성행위에서는 절대로 감염하지 않는다고 실증할 수 없지만 고리스크의 성행위보다 위험이 훨씬 적은 것은 확실하다.

파트너가 ——혹은 성행위를 하는 쌍방이 바이러스에 감염해 있는 경우는 어떤 저리스크의 성행위가 두사람에게 바람직한지, 신중히 의논할 필요가 있을 것이다.

물론 파트너가 감염해 있을 가능성이 높으면 높을수록 성행위에 의해 감염할 리스크는 높아진다. 다른 남성과 콘돔을 착용하지 않고 성교한 남성이나 정주약물 사용자와 주사기를 돌려 맞은 사람들이 감염할 리스크는 통계상 최대이지만 성경험이 많은 사람들도 상당한 HIV 감염 리스크에 노출되어 있는 것은 확실하다.

이하 보통 성행위에 있어서 리스크의 정도와 그 이유를 리스트로 만들어 보았다. 참고로 해 주기 바란다.

□ 감염할 가능성이 높은 성행위, 콘돔을 사용하지 않는 섹스

페니스가 질 또는 항문 내부에 있는 동안에 사정하면 질 또는 항문의 점막이 정액과 접촉한다.

정액에는 HIV가 높은 농도로 포함되어 있을 가능성이 있기 때문에 만일 질이나 항문에 상처가 나 있으면 감염의 위험성은 매우 높아진다.

따라서 적당한 윤활제를 사용해서 질 또는 항문에 찰과상 등의 손상을 만들기 어렵게 할 필요가 있다. 물론, 찰과상이 없어도 감염할 가능성은 있다. 그 경우 감염의 리스크는 정액을 받는 콘돔을 정착하면 상당히 경감된다. 그렇지만 콘돔은 찢어지거나 새거나 하는 경우가 있으므로 장착하고 있어도 감염할 우려는 여전히 조금 있다. 그렇다면 가장 안전한 방법은 콘돔을 착용하고 성교하고, 사정 전에 질에서 페니스를 끌어낸다고 하는 방법이다.

만일 콘돔 없이 질 성교 또는 항문 성교를 실시하면 '받는 쪽'은 HIV에 감염할 가능성이 높다. 또한 콘돔없이 질 성교 또는 항문성교를 실시한 '삽입쪽'도 역시 분비액이나 월경혈액, 혹은 항문내의 혈액에 접촉해서 감염할 우려가 있다.

예를 들면, 성교중에 페니스의 선단으로 감염체액이 들어와서 그것이 요도점막과 접촉하는 경우도 있다.

□ 펠라티오와 구내 사정

펠라티오란 입으로 페니스에 자극을 주는 행위를 말한다. 펠라티오된 남성이 파트너의 입속에 사정해서 HIV 감염을 일으킨 실례는 수 건 있지만 이것은 매우 드문 경우라고 해도 좋다.

물론 파트너의 구강점막이 정액과 접촉하면 펠라티오에 의한 감염 리스크는 이론적으로는 높아진다.

그러나 타액에는 HIV를 약화시키는 성분도 포함되어 있기 때문에 남성이 콘돔을 착용한다, 혹은 페니스를 사정 전에 입 밖으로 내보내면 감염 리스크는 상당히 경감할 수 있을 것이다.

펠라티오에 관해서는 '리스크가 낮은 섹스의 방법'의 항도 참조해 주기 바란다.

□ 월경 전의 커닐링거스

입술과 혀를 사용해서 여성의 성기에 자극을 주는 행위를 커닐링거스라고 한다.

월경중인 여성에게 커닐링거스를 실시하면 실시한 상대는 감염할 리스크가 높다.

왜냐하면 감염자라면 월경 혈액중에도 HIV가 고농도로 포함되어 있기 때문이다. '리스크가 낮은 섹스의 방법'에 이어지는 커닐링거스의 항도 참조해 주기 바란다.

□ 오랄 에이널 섹스

오랄 에이널 섹스란 입술과 혀를 사용해서 항문부에 자극을 주는 것을 말한다. 이렇게 하면 항문내의 혈액이 구내의 점막에 접촉할 가능성이 있기 때문에 역시 감염 리스크는 높다고 해도 좋을 것이다.

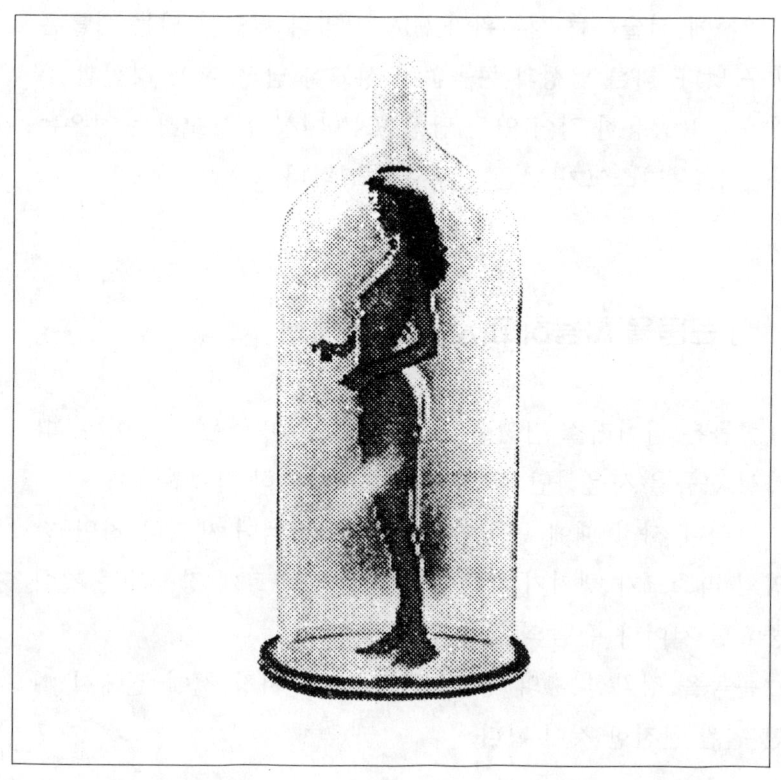

이 경우 오랄 에이널 섹스를 실시하고 있는 파트너 쪽이 리스크를 지게 된다. 또한, 이것은 보통의 HIV의 감염 경로는 아닐지도 모르지만 상대의 항문으로부터 무거운 병의 원인이 되

는 장내 기생충이 전염해서 잠복해 있던 HIV를 활성화시킬 가능성도 있다.

□ 리스크가 낮은 섹스의 방법

이하에 서술하는 성행위가 HIV 감염의 원인이 되는 확률은 매우 낮다. 다른 남성과 콘돔없이 성교한 남성, 혹은 타인과 주사바늘을 공용한 적이 있는 남성 또는 여성과 성교하는 경우는 다음에 든 리스크가 낮은 성행위를 권한다.

□ 콘돔을 사용하고 사정을 밖에서

콘돔은 바이러스 감염을 효과적으로 예방하는 도구이다. 따라서 콘돔을 사용하면 감염 리스크는 상당히 적어진다.

그러나 사정 때에 콘돔이 찢어져서 정액이 새거나 하면 감염의 리스크가 생기기 때문에 콘돔은 올바르게 장착하는 것이 중요할 것이다(콘돔의 항을 참조).

콘돔을 장착한 후의 성교는 페니스를 사정 전에 질에서 빼면 훨씬 안전한 것이 된다.

□ 구내에 사정하지 않는 펠라티오

펠라티오에 의한 감염률은 낮지만 정액에는 바이러스가 상당히 높은 농도로 포함되어 있을 가능성이 있기 때문에 구내의 점막과 정액과의 접촉은 피하는 편이 현명할 것이다.

지금까지 2가지의 조사로 오랄 섹스에 의한 HIV 감염의 리스크 측정을 실시하고 있지만 이 조사에서는 펠라티오로 감염 혹은 발병한 사람은 없었다. 그렇지만 역시 절대 안전하다고는 말할 수 없기 때문에 주의하는 편이 좋다.

펠라티오를 해도 사정에 이르지 않으면 구내의 점막이 정액에 닿는 일은 없다. 이래서 펠라티오에 의한 감염 리스크는 매우 낮아진다.

그러나 사정 전에는 페니스보다 점착력이 있는 투명한 체액(프리컴)이 배어 나오고 있으며 이것에 바이러스가 포함되어 있는지 어떤지는 현재 모르고 있다. 페니스의 귀두부를 구내에 넣거나 하지 않고, 또 넣어도 콘돔을 끼고 있으면 리스크는 더욱 낮아질 것이다. 페니스의 장대 부분에 키스하거나 핥거나 하는 것은 완전히 안전하다.

□ 월경중의 커닐링거스는 피한다

월경중이 아니면 구내의 점막이 혈액에 접촉하는 일은 없다. 따라서 월경중에는 커닐링거스를 하지 않도로 하면 감염 리스크를 대폭으로 경감할 수 있다.

그러나 가령 월경중이 아니더라도 질 및 자궁경관분비액에는 HIV가 포함되어 있는 경우가 있기 때문에 주의해야 한다.

여성 성기와 파트너의 입술이나 혀 사이에 라텍스나 얇은 랩을 끼우면 커널링거스에 늘 붙어다니는 리스크는 더욱 낮아질 것이다.

□ 보호 배리어를 사용하는 오랄 에이널 섹스

효과적인 방호 배리어를 사용해서 입술과 혀가 파트너의 항문부에 직접 접촉하는 것을 피하도록 하면 오랄 에이널 섹스의 리스크는 훨씬 낮아질 것이다.

□ 딥 키스

연구에 따르면 바이러스는 타액에 포함되는 경우도 있지만 있어도 앞에서 전술했듯이 극히 적다.

타액의 교환, 즉 긴 딥 키스로 바이러스가 감염한다고 하는 증거는 나와 있지 않다.

키스만에 의한 HIV 감염 증례도 전혀 없다. 단, 구내의 점막을 다칠지도 모르는 것 같은 격렬한 키스는 하지 않는 편이 현명할 것이다.

□ 완전히 안전한 섹스

상호 마스터베이션, 몸의 애무, 피부로의 키스 등. 어쨌든 파트너의 체액이 당신의 점막에 닿지만 않으면 당신은 HIV에 감염하지 않는다.

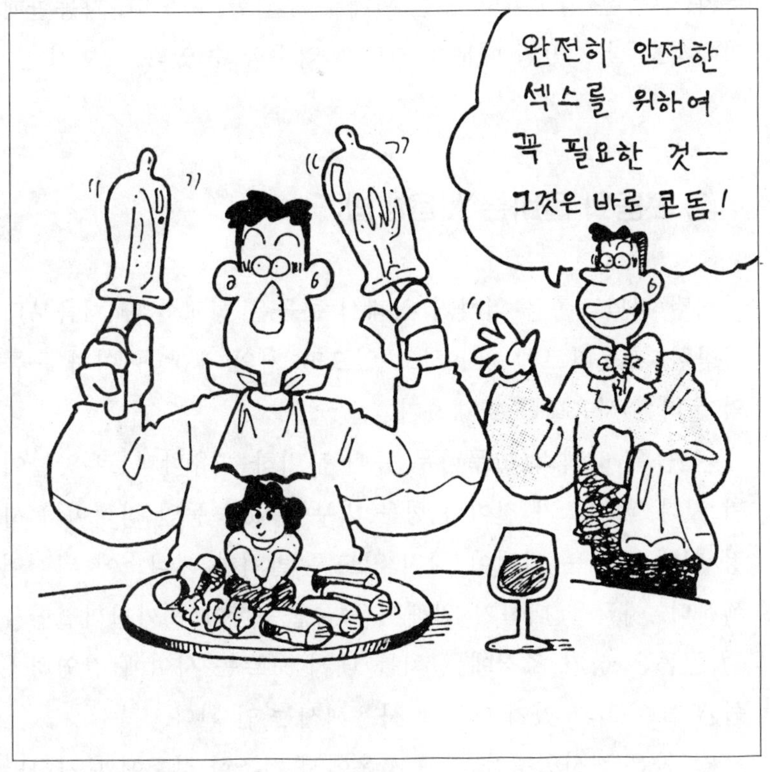

□ 콘돔 정보

그런데 HIV 감염은 콘돔을 사용함으로써 예방할 수 있는 것을 아셨을까. 콘돔은 지금까지 임병, 매독, 헤르페스 등의 성해위 감염증을 예방할 수 있었지만 에이즈의 경우도 마찬가지다. 물론, 그 외에도 피임법은 있다.

예를 들면, 살정자제나 페서리 등이 그것이지만 HIV 감염이나 그 외의 성감염증의 예방책으로써는 별로 적절치 않다고 해 두자. 콘돔은 약국이나 통신 판매로 구입할 수 있다. 자동판매기에서도 팔고 있기 때문에 간단히 입수할 수 있다.

□ 콘돔의 올바른 사용방법

직접 점막접촉을 피하기 위해서 콘돔은 성교섭 때 처음부터 장착한다. 올바르게 착용하고 있으면 거의 괜찮다. 이하 콘돔의 올바른 사용법을 소개하자.

*콘돔은 라텍스(고무나무 등이 분비하는 유탁액)로 만들어져 있다. 페니스가 질이나 항문 내부에 있는 동안 정액이나 사정 전에 나오는 체액이 새지 않도록 발기한 페니스에 뒤집어 씌운다. 자극을 더하기 위해서 울퉁불퉁함이나 꺼칠꺼칠함을 준 콘돔은 성기 조직에 상처를 내서 모르는 사이에 감염하기 쉽게 할 우려가 있기 때문에 사용해서는 안 된다.

*콘돔은 직사일광을 피해 저온에서 건조한 장소에 보관하면 좋다. 흔히 지갑에 넣어 두는 사람이 있지만 모르는 사이에 파손할 우려가 있으므로 요주의. 콘돔은 제조월일부터 2년간 유효하다고 여겨지고 있다. 포장지에 제조일이 기재되어 있는 것, JIS 마크가 있는 콘돔을 사용할 것.

*콘돔은 페니스가 발기하고 나서 착용하자. 발기하기 전에 착용해서는 안 된다. 페니스가 여성 성기나 항문부에 닿기 전에 콘돔을 착용할 것.

*콘돔은 둥글게 말아서 포장된 것과 편 채 포장된 것이 있다. 둥글려져 있는 콘돔의 경우, 우선 어느쪽이 콘돔의 안쪽인지를 확인할 것. 그리고 그 안쪽을 페니스 끝에 뒤집어 씌우고 나머지를 밑으로 민다. 성교중에 벗겨지거나 하지 않도록 딱 씌울 것. 둥글려져 포장되어 있지 않는 경우는 페니스 위에 장갑과 같이 씌우면 된다.

*콘돔을 착용할 때 콘돔의 선단에 공기가 들어가지 않는 여지를 2.5cm 정도 남긴다. 공기가 들어가면 사정했을 때 콘돔이 찢어져서 정액이 새어 버리기 때문에 요주의. 귀두부가 껍질을 뒤집어 쓰고 있는 경우는 콘돔을 착용하기 전에 페니스의 표피를 말아 올릴 것.

*사정하고 나면 그 자리에서 페니스를 빼자. 콘돔은 파손하거나 새거나 할 우려가 있기 때문에 체내에서 사정하면 감염할 위험이 있기 때문이다.

*어쨌든 페니스가 부드러워지기 전에 콘돔을 씌워 페니스를 질이나 항문으로부터 빼내야 한다. 뺄 때는 벗겨지거나 정액이 새거나 하지 않도록 콘돔의 가장자리를 단단히 누르고 뺄 것.

*같은 콘돔을 2번 사용하지 말 것.

□ 윤활제의 사용법

콘돔이 찢어지거나 하지 않도록 또한 몸의 조직에 찰과상을 만들거나 하지 않도록 윤활제를 사용하는 것은 중요하다.

그 때 K-Y 젤리와 같은 수성 윤활제가 좋다. 핸드로션, 와세린, 글리스코, 베이비 오일, 야채유, 미네랄 오일, 쎈턴용 로션, 알보렌, 엘보글리스, 루프, 샤프트 등의 유성윤활제는 사용해서는 안 된다.

콘돔을 무용지물로 만들지도 모르기 때문이다. 윤활제는 콘돔을 착용하기 전에 한방울, 콘돔 선단의 안쪽에 떨어뜨린다. 양이 너무 많으면 성교중에 콘돔이 미끄러져 떨어질 우려가 있기 때문에 주의. 콘돔 바깥쪽에는 듬뿍 바르는 것이 좋다.

□ 초옥시놀9로 확실성을 더한다

피임약의 젤리나 크림 혹은 윤활제 중에는 초옥시놀9라고 하는 살정자제가 들어 있는 것이 있는 것을 아실까?

이 초옥시놀9가 최저 5% 들어 있는 예방제를 콘돔과 사용하면 효과적이다.

왜냐하면 살정제인 초옥시놀9는 HIV 그 자체나 HIV를 다량으로 포함한 백혈구도 죽이는 사실이 증명되고 있기 때문이다.

5%의 초옥시놀9를 포함하고 있는 것에는 '포플레이'라고 하는 수성 및 글리세린성의 윤활제가 있다. 이것은 콘돔을 약화시키거나 찢어뜨리거 하지 않기 때문에 권한다.

최근은 안쪽에도 바깥쪽에도 5%의 초옥시놀9%를 바른 콘돔이 나와 있다. 예를 들면 '초옥시놀9들이 초강화 라이프스타일스'가 그것이다.

그 외 피임크림, 젤리, 폼도 대개 초옥시놀9를 포함하고 있지만 충분히 포함하고 있다고는 할 수 없다. 곧 건조하기 때문에 윤활제로써는 도움이 안 되는 점도 기억해 두자.

□ '가장 위험한 유희'

① 성완구(음경모양의 여성용 음구, 바이브레이터 등의 섹스 토토이)를 타인과 공용해서는 안 된다. 또한 성완구를 사용하기 전에는 반드시 물과 비누로 깨끗히 씻을 것.

성완구를 이용해서 섹스한 후는 비누로 성기를 잘 씻어야 한다. 완구를 사용한다고 해서 섹스의 직전 직후에 관주나 관장을 해도 감염 예방은 전혀 안 된다. 오히려 질이나 항문의 자연 방어벽을 다쳐서 감염하기 쉽게 하기 십상이다.

또한 완구를 넣기 쉽게 하기 위해서 체내용으로 지정되어 있지 않는 약품을 질이나 항문에 이용하는 것도 피하는 편이 좋다.

② 소변에는 바이러스가 포함되어 있을지도 모르기 때문에 입에 물거나, 마시거나 혹은 상처가 있는 피부에 묻히거나 해서는 안 된다.

③ 성기, 항문, 입에 상처나 찰과상이 있을 때는 상대가 거기

에 닿는 것 같은 성행위는 피해야 한다.

또한 다른 성행위 감염증(임병, 매독 등)에 걸려 있을 때는 건강을 회복할 때까지 감염 리스크가 적은 성행위를 실시하는 편이 좋다.

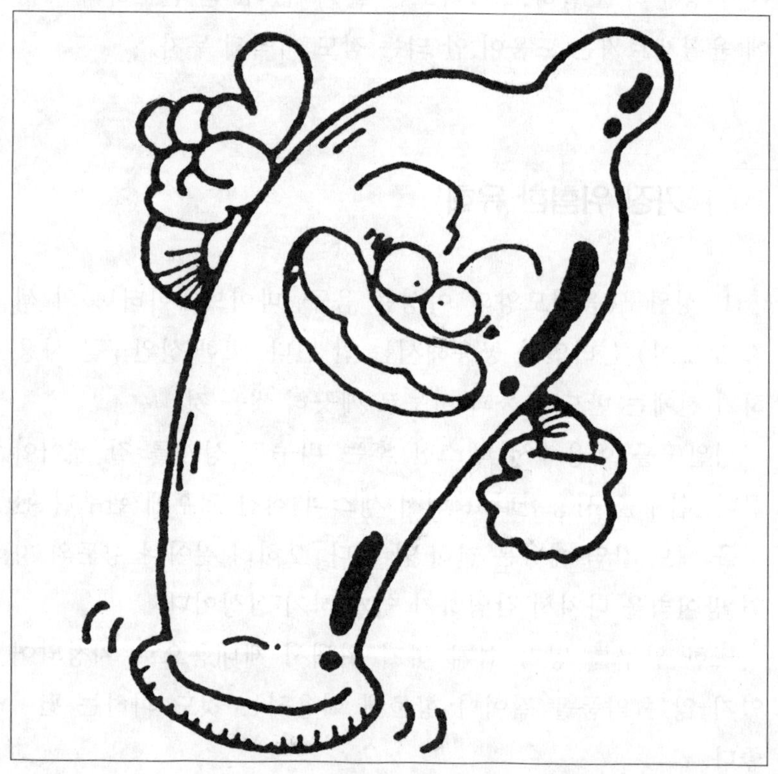

성행위 감염증의 종류나 정도에 관계없이 그런 상처 부위로 HIV에 감염할 가능성이 높기 때문이다.

④ 파트너의 정자가 우연히 질이나 항문에 들어가면 물로 씻는 것 보다도 살정자제(초옥시놀9들이 쪽이 좋다)를 사용하

는 편이 보다 확실하다.

만일 정자가 입속에 들어가면 곧 토해내고 구내 세정제나 균마분으로 입을 헹구면 된다.

□ 파트너와의 협력

2가지의 잘못된 사고 방식이 에이즈 유행의 초기부터 미국에 퍼져 있다. 하나는 섹스 파트너를 이사람 저사람 바꾸면 에이즈에 걸려 버린다고 하는 사고방식, 또 하나는 섹스 파트너를 소수로 하면 에이즈의 리스크는 없다고 하는 사고 방식이다. 미리 말해 두지만 파트너의 수를 줄여도 HIV 감염에 대한 충분한 예방은 안 된다. 복수의 상대와 섹스하는 것을 그만둬도 그것으로 안전이라고 하는 것은 아니다.

가령 단 한사람과밖에 섹스하지 않아도 그 사람이 감염해 있을 지도 모른다. 감염자 파트너와 안전하지 않은 성적 접촉을 몇 번이나 반복하면 당연히 감염할 리스크는 높아질 것이다. 물론 파트너가 많으면 많을수록 그 중에 감염자가 있을 가능성도 높아진다. 그렇지만 복수의 상대와 섹스해도 모든 파트너와의 사이에서 모든 고리스크의 성행위를 피하도록 끊임없이 노력하면 리스크는 그만큼 경감할 수 있다.

□ 연인과 의논하자

이미 서술했듯이 다른 남성과 콘돔없이 성행위를 한 남성 혹은 정맥주사바늘을 타인과 공용한 남성 내지 여성은 HIV 감염률이 매우 높다. 또한, 그 이외의 사람도 감염해 있을 리스크는 낮지만 물론 제로는 아니다. 그 때문에 섹스 파트너가 될 수 있는 사람과는 리스크의 경감에 대해서 의논하는 것이 필요할 것이다.

파트너가 이 문제에 대해서 성의가 있는 대답을 해 준다면 의논은 유의한 것이 되겠지만 만일 거짓말을 하고 있다고 생각했을 경우는 ─ ?

이것은 어디까지나 파트너를 어느 정도 신뢰할 수 있느냐에 좌우되는 델리케이트한 문제이다.

만일 분명히 상대가 솔직히 말하지 않을 경우는 파트너를 감염자로 간주하고 안전한 성행위를 하는 것이 현명할 것이다.

□ 직감에 의지하지 말자

섹스 파트너가 감염자인지 어떤지는 의견이나 사람 앞에서의 언동으로부터는 판단할 수 없을 때가 간혹 있다. 그 사람을 잘 모를 때는 리스크가 높은 성행위는 피할 것.

□ 평상심이야말로 중요

HIV 감염을 두려워하는 나머지 성행위를 포기하는 사람이나, 그만두었나 생각하면 충동적으로 고리스크의 성행위로 치닫는 사람이 있다.

후자의 경우는 그것을 몇 번이나 반복한다. 그런가 하면 자신은 절대 이 전염병에 걸리지 않는다고 해서 이치에 맞는 예방책을 취하지 않고 고리스크의 성행위를 계속하는 사람이 있다. 이와 같은 극단적인 행위(흠칫흠칫 성행위를 피하거나, 두려움을 모른다는 듯이 고리스크의 성행위로 치닫는다)는 오히려 감염률을 높이는 경우가 있다.

보통은 그 중간적인 태도가 가장 좋다. 즉, 성생활을 그만두지도 않고 고리스크의 성행위를 하지 않는다고 하는 태도다.

과거 수년간에 걸쳐서 리스크 경감법을 실행하고 있는 사람들이 있지만 그 사람들은 '처음은 어려웠지만 지금은 안전하고 만족이 가는 섹스를 즐기고 있다'고 보고하고 있다.

□ 여성도 콘돔을 준비하자

우선 어떤 성행위를 함께 하느냐에 대해서 파트너와 의논하여 합의에 이르러 두는 것이 중요하다.

둘이서 미리 이 문제를 생각해 두면 충동적으로 위험한 성행위로 치닫는 일도 없을 것이다.

그리고 성행위 때는 항상 콘돔을 머리맡에 놓아 둘 것. 여성 중에는 콘돔을 사거나 갖거나 하는 것을 부끄러워하는 사람이 있는데, 지금은 시판 콘돔의 반은 여성이 사간다고 하니까 신경쓸 일은 없다.

또한 주류 그 외 오락용 약물을 음용하면 가끔 판단이 둔해져 버리기 때문에 취해 있을 때에 성행위의 결단을 내려서는 안 된다.

리스크를 줄이는 방법을 화제로 삼는 데에 주저할 것은 없다. 많은 파트너 후보자들은 당신에게는 지성과 사려 분별이 있다고 호의적으로 받아들일 것이다.

물론 실제로 확실히 성행위에 내딛고나서 화제에 올리고 싶다고 하는 파트너도 있을 것이다.

만일 리스크를 경감한다고 하는 결심을 바꾸지 않아도 된다면 혹은 파트너가 당신의 희망에 따라준다면 되는대로 맡겨도 좋다.

다음 질문에 답해 보자.

*항상 리스크 경감을 실행하고 있는가?

*실행하고 있지 않다면 원인(문제나 상황)은 무엇인가?

*리스크를 줄일 수 없는 문제나 상황을 어떻게 해결하는가?

고리스크의 성행위를 도저히 피할 수 없는 경우는 그 지방의 에이즈 단체에 원조를 요구하면 된다. 많은 단체에서는 이 종류의 문제 해결을 향해서 '안전한 성행위를 위한 연구집회'를 개최하고 있다.

남녀 양쪽과 성행위를 실시하는 남성은 리스크를 경감하는 것이 큰 일일지도 모른다. 그렇지만, 이상적인 것은 자신의 파

트너 전원(남녀)과 과거의 성체험에 대해서 의논하여 리스크
경감에 대해서 협력을 받는 것이 중요하다.

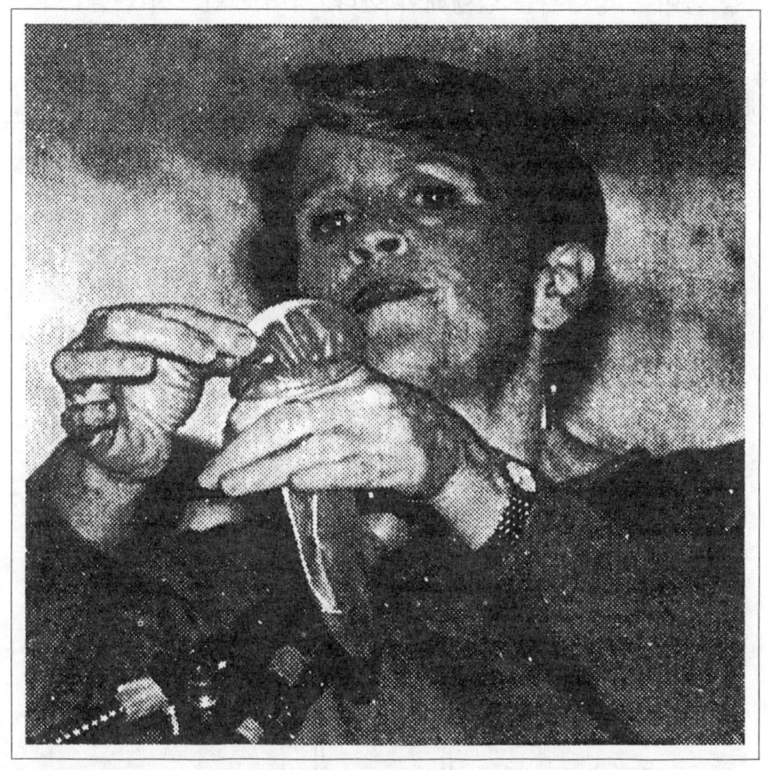

  만일, 다른 남성과 성관계를 가진 사실을 여성 파트너에게
전하기 어려울 경우는 솔직히 리스크 경감에 대해서 의논하기
는 곤란할 것이다. 그 때는 과거에 체액의 교환을 포함하는 것
같은 성행위를 남자끼리 실시한 적이 있는지 어떤지를 떠올려
보기 바란다. 그런 기억이 없으면 당신은 여성 파트너에게 있
어서 특별히 리스크는 되지 않을지도 모른다.

  그러나 만일 당신이 이미 감염해 있을 우려가 있는 경우는 그
것을 솔직히 털어 놓고 파트너가 여성이거나 남성이거나 리스
크를 줄이는 성행위를 실행해야 한다. 적어도 반드시 콘돔은 사
용할 것. 도저히 사정을 털어 놓을 수 없다면 가까운 에이즈 단
체에 먼저 상담해 보자.

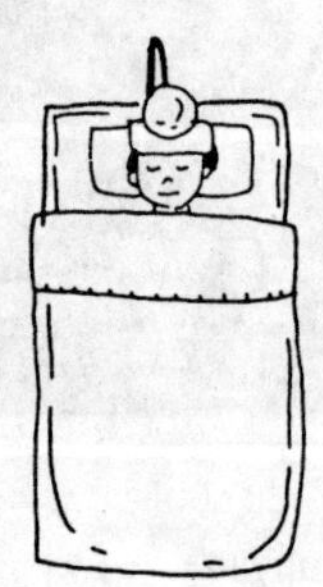

제 5 장

검사를 올바로 받는 법

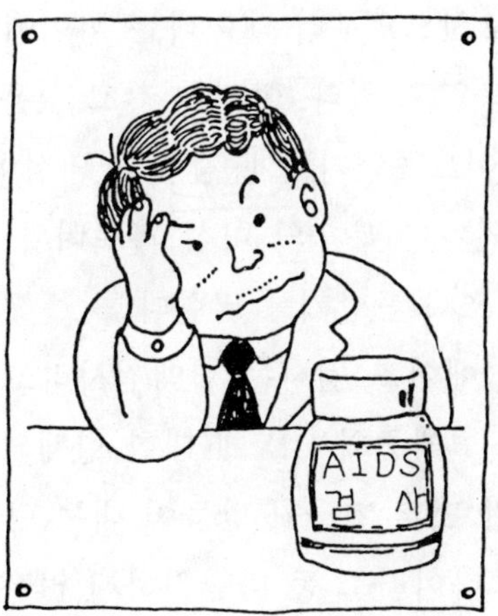

□ 당신은 감염해 있을까 ── HIV−1 항체 검사란 혈액 검사이다

올바르게 실시하면 당신이 HIV에 감염해 있는지 어떤지 알 수 있다. 지금 의료 종사자들은 감염해 있을 우려가 있는 사람에 대해서는 익명으로 HIV 항체 검사를 받도록 강하게 권하고 있다.

근년 에이즈에 대한 의료는 눈부신 진보를 이루고 있다. 감염해 있다고 만일 판명하면 자진해서 의료 기관에 상담하자. 그렇게 하면 두드러진 징후가 나타나기 전에 특별 치료를 받을 수 있다. 이것에 의해 에이즈의 발증을 지연시키거나 연명에 도움이 될 수 있을 것이다.

특히, HIV는 모친으로부터 태어나는 아이에게도 감염할 확률이 높은 사실을 알고 있다. 아이를 갖고 싶은 사람은 파트너와 자기 자신의 어느쪽인가에게 감염의 의심이 있을 때는(예를 들면, 어느쪽인가가 복수의 이성 파트너와 성행위를 한 경험이 있는 경우) 조사를 받기를 권한다.

그런데 처음에 에이즈 검사는 혈액검사라고 말씀 드렸지만 자세히 말하자면 혈액중의 HIV에 대한 항체의 유무를 조사하는 것이다. 항체란 면역 기구가 만들어 내는 단백질이다. 이 항체에는 세균이나 바이러스 등 바람직하지 않은 이물이 체내에 있는지 어떤지를 말리는 작용이 있어 이물에 의해 각각 특유하게 반응하는 항체가 있다.

HIV 항체 검사의 결과가 '양성'으로 나오면 HIV에 대한 항체가 혈액중에 존재한다고 하는 것이다. '음성'이라면 HIV에 대한 항체는 없었다고 하는 것이다.

그리고 혈액중에 HIV 항체가 있다고 하는 것은 당신은 어떤 시점에서 HIV에 감염했다. 지금은 바이러스를 타인에게 옮길 가능성을 갖고 있다고 하는 것이다.

인플루엔자 등 다른 여러 가지 감염증에서는 항체가 생기고 있으면 감염을 순조롭게 극복해 버린 것이 되지만 에이즈의 경우는 다르다.

또한 검사에서 HIV 항체를 갖고 있다고 안 즉시 '에이즈에 걸려 버렸다'고 생각하는 사람이 있지만 이것은 잘못이다.

항체 검사에서 양성이라고 나왔다고 해서 지금 에이즈에 걸려 있다고는 할 수 없다.

그러나 자진해서 치료를 받지 않으면 장래 위험한 병에 걸려 버릴 가능성이 있는 것은 사실이다.

유감스런 일이지만 현재의 시점에서는 에이즈 환자는 차별을 받을 우려가 있으므로 검사는 익명을 보증하는 조건 아래에서 받는 편이 바람직하다. 그 때는 전문 HIV 항체검사 카운셀러에게 상담하는 편이 좋다. 당신의 단골 의사가 HIV 항체검사의 법적 혹은 사회적 문제를 잘 이해하고 있다고는 할 수 없기 때문이다.

□ 검사는 어떻게 받는가

HIV 항체 검사는 어떤 전제조건을 만족시키지 않으면 안전하고 유의하고 또 생산적인 것이 되지 못한다. 따라서, 검사를 받기 전에 검사를 완전히 이해해 두자.

그리고 가령 아무런 징후가 없어도 감염해 있다고 알면 그 시점부터 의사의 진료를 받아야 하는 사실을 알아 두어야 한다.

항체 검사를 해도 의료를 받지 않으면 건강 유지에는 아무런 도움도 되지 않는다. 이 의료를 받기 위해서는 잘 생각해서 계획을 세울 필요가 있다.

□ 언제 검사를 받아야 하는가

인간의 신체는 감염 후 곧 HIV 항체를 만드는 것은 아니다. 대부분의 사람은 HIV에 감염하고나서 수주간에 혈액중에 측정할 수 있는 양의 항체가 생긴다.

그러나 혈액검사에서 양성이라고 나올 때까지는 좀더 시간이 걸리는 사람도 있다. 따라서 감염한다고 생각되는 행위가 있었던 후 3개월에서 6개월 정도 기다려서 검사를 받을 것을 권한다. 즉, HIV 항체 검사는 마지막으로 바이러스에 접촉했을 때부터 충분한 시간을 두고 받지 않으면 유의한 것은 되지 못한다.

충분한 시간을 두고 있지 않으면 바이러스가 있어도 검사 결과는 음성이라고 나올 우려가 있다.

이런 항체 형성의 지연(이것을 '관찰 기간'이라고도 한다) 때문에 헌혈시의 혈액검사에서 검출할 수 없었던 케이스도 조금이지만 있기 때문에 HIV 감염의 리스크가 있는 사람은 헌혈을 삼가해 주기 바란다.

또한 감염 후 검출할 수 있을 정도의 항체량이 형성될 때까지 6개월 이상 걸리는 케이스도 보고되고 있다. 그러나 대다수의 전문가나 임상의는 이런 케이스는 매우 드물다고 말하고 있다.

□ 한 번으로 모르는 경우도 있다

HIV 항체 검사는 올바르게 실시되면 정확한 정보를 얻을 수 있다. 경우에 따라서는 단일 혈액 샘플의 검사에 일련의 다른 테스트를 조합해서 실시하는 경우도 있다.

검사의 절차를 간단히 설명하면 처음에 ELISA 테스트(효소면역 측정법)이라고 하는 매우 감도가 높은 측정검사를 한다.

ELISA 테스트에서 혈액 샘플이 음성이라고 나오면 검사실은 음성 결과를 보고하고, 거기에서 검사는 종료가 된다.

그러나 첫 ELISA 테스트가 양성이라면 검사자는 검사를 반복한다. 그리고 결과가 다시 양성이라면 동일 혈액 샘플은 이번은 다른 확인 검사 —— 보통은 웨스턴 블롯 법(특정 단백에 대한 항체의 동정을 실시하는 테스트법) —— 을 실시한다.

이 웨스턴 블롯법도 양성이라면 검사자는 비로소 양성이라고 보고하는 것이다.

그러나 웨스턴 블롯법을 실시해도 양성인지 음성인지 확실히 판정할 수 없는 경우가 있다. 이런 경우에 검사 기관은 '판정 보류' 혹은 '판정 불능'이라고 보고한다. 만일, 당신이 검사를 받고 결과가 '판정 보류'라고 나오면 검사 카운셀러에게 상담할 것을 권한다.

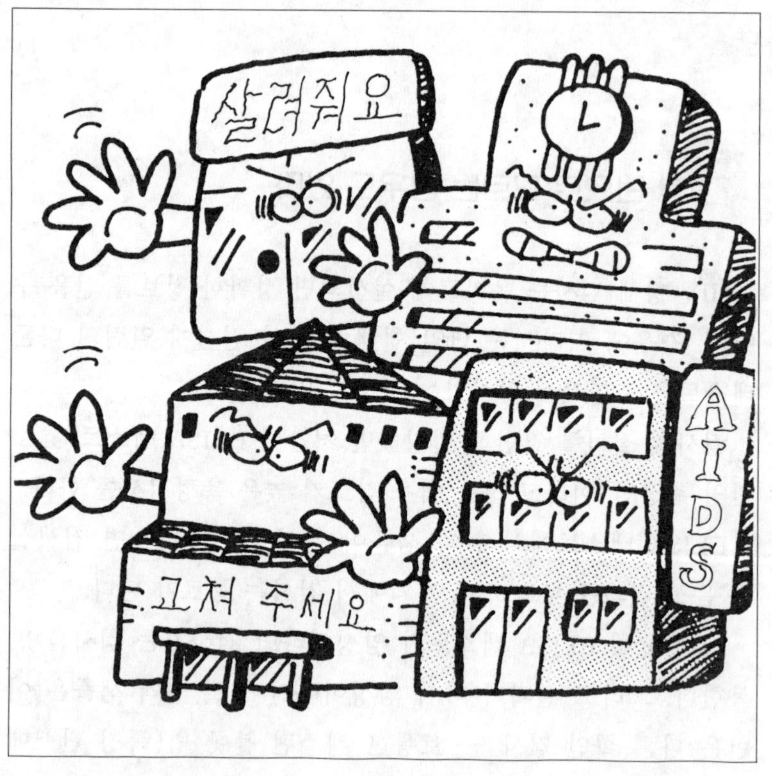

보통이라면 4개월 후에 다시 한번 검사를 받게 될 것이다.
2번째의 검사 결과도 역시 불명이라면 다시 4개월 기다려서

3번째의 검사를 받게 된다.

그 때는 ELISA 테스트와 확인 테스트에 더해서 IFA법(형광 항체법)이나 폴리멜라제쇄반응 DNA 증폭법 등의 검사가 있을 것이다.

□ 가짜 양성이 나오는 경우가 있다

검사기관이 확실하면 ELISA 및 웨스턴 블롯법의 결과는 매우 정확하다. 그러나 미국에서는 검사기관의 질에도 여러 가지가 있다.

허술한 검사를 받으면 기술적인 미스에 의해 감염해 있지 않은 사람이 감염자가 되는 경우도 있다. 이것이 '위(爲)양성'이다.

따라서 스스로 생각하고 있던 리스크는 적은데 검사 결과가 양성으로 나오면 새로운 혈액 샘플을 사용해서 좀더 확실히 해두기 위해 다시 한번 검사를 받아 보는 편이 좋다.

□ 만일 양성으로 나오면 어떻게 하나

HIV 항체검사가 양성(항체양성 또는 혈청반응양성(셀로포지티브)라고도 하며 항체가 혈액속에 존재하는 상태를 가리킨다)이라면 감염했다고 생각해야 하는 사실은 말씀 드린 바와

164

같다.

그리고 성행위, 주사바늘의 공용, 임신에 의해 2차 감염할 우려가 있다고 하는 사실도. 여기에서 염두에 두기 바라는 것은 HIV 항체검사 결과가 양성이라면 HIV에 감염한 사실은 실증되지만 증상의 정도나 기회주의 감염의 리스크에 관한 정보까지는 이 검사에서는 얻을 수 없다고 하는 것이다.

따라서 진료를 받기를 권한다. 진료하지 않고 방치하면 감염부터 에이즈 발증까지는 보통 8년에서 11년 정도이다. 내버려두면 HIV 감염자의 무려 78% 이상이 감염으로부터 15년 이래에 에이즈를 발증한다고 생각되고 있다.

따라서 양성의 결과가 나오면 에이즈로의 진행을 지연시킨다, 혹은 막는 치료를 받기 위해서 전문의의 진료를 꼭 받아 주기 바란다. 자세한 것은 제6장을 참조해 주기 바란다.

□ 음성이라면 평생 괜찮다

HIV 항체검사의 결과가 음성(항체음성 또는 혈청반응음성이라고 한다)이라면, 더구나 최후에 HIV에 접촉한 의심이 있을 때부터 최저 3개월에서 6개월 후에 검사를 받은 경우는 당신은 바이러스에 감염해 있지 않다고 하는 것이다.

따라서 남에게 감염시킬 우려도 없고 현재 HIV 질환을 발증하는 리스크도 없다. 그렇지만 만일 당신이 HIV에 감염해 있는 리스크가 높은 남성(동성과 성교하거나 정주바늘을 타인과 공용하거나 또는 그와 같은 경험이 있는 섹스 파트너를 갖고 있는 남성)임에도 불구하고 HIV 항체검사에서 음성이라고 나오면 앞으로 1년에서 1년반 기다렸다가 다시 한번 항체검사를 받아야 한다.

감염으로부터 시간이 지나 있지 않아서 검출되지 않았을 가능성이 있기 때문에 다시 확인할 필요가 있다. 좀더 확실히 해두기 위해서 말해 두지만 음성이라고 나와도 장래의 감염에 면역이 있다고 하는 의미는 아니다. 현재 옮기고 있지 않다고 하는 것을 의미하고 있을 뿐이다. 이 점에 주의해 주기 바란다.

□ 검사는 반드시 익명으로

검사는 익명으로 받는 편이 좋다. 고용이나 거주, 사회적 서비스 등의 면에서 차별 대우를 받지 않기 위해서다.

당신은 본명, 주소, 그 밖의 신분 증명사항을 알리지 않고 익명으로 검사를 받을 수 있다.

당신은 프라이버시에 관계되는 사항을 질문받지 않고 혈액 샘플을 식별하는 코드명을 받을 수 있다.

미국의 모든 주에는 국립방역 센터의 자금으로 운영되는 항체검사대행센터(ATS)가 도처에 있다. ATS는 41주 및 푸에르토리코, 콜롬비아 특별구(워싱턴 DC)에서 익명 검사를 실시하고 있다.

단, 다음 주의 검사 센터에서는 피검사자의 본명을 등록해야 한다. 즉, 알래스카, 알라바마, 콜로라도, 아이다호, 미네소타, 노스다코타, 사우스다코타, 사우스캐롤라이나, 버지니아의 9주이다.

이상의 주의 시민으로 타주로 익명 HIV 항체 검사를 받으러 가기를 희망하는 사람도 있을지도 모르지만…….

(편집부주 : 국내에서도 검사는 물론 익명 방식으로 받을 수 있다. 프라이버시에 관계되는 사항도 질문받지 않는다. 검사는 가까운 보건소가 좋다.)

□ 검사의 결과는 누구에게 털어놓을 수 있는가

만일 HIV 항체검사를 받으면 검사결과가 판명됐을 때 그것을 알리는 사람을 신중히 선택해야 한다. 결과가 음성이라도 털어 놓을 수 있는 상대를 선택해야 하고 양성이라면 더욱 더하다. 그리고 가령 양성이라고 나와도 HIV 감염은 일상의 가벼운 접촉으로는 옮기지 않기 때문에 직장 동료나 지인에게 알려야 하는 보건상의 의무는 없다. 또한, 단골 의사에게 당신의 검사 결과를 알리기 전에 수중의 카르터에 그것이 기입되어 버리는지 어떤지 확인하는 편이 좋다.

□ 양성이라고 나오면 어떻게 하는가

정신적 스트레스에 대비한다.

항체 검사의 결과가 양성이라고 나온 사람은 당연히 쇼크를 받아 정신적 고통에 시달릴 것이다. 이 스트레스를 안고 사는 것은 많은 사람에게 있어서 매우 괴로운 것이고 일상 생활에 지장을 초래하는 경우도 있다.

실제로 심리학자가 수집한 자료가 이것을 실증하고 있다. 스트레스 때문에 강도의 불안이나 우울상태 등 무거운 정신 질환의 예가 적지 않다.

따라서 검사를 받기 전과 검사 결과가 나온 후에 숙련의 에이즈 카운셀러에게 상담하는 것이 최선일 것이다.

정부 기관인 익명 검사 센테에서는 보통 카운셀링도 실시하고 있다. 미국에서는 민간진료소에서는 적절한 카운셀링을 받을 수 없는 경우가 많기 때문에 만일 검사 결과가 양성으로 나와서 정신적 스트레스가 강해졌을 때는 신뢰할 수 있는 친구, 감염자의 지원 그룹, 전문 카운셀링 등 민간 원조를 요구하면 좋을 것이다. 검사전에 지원 그룹의 리스트를 조사해 두는 것도 일안이다. 어쨌든 단 혼자서 고민하는 것은 좋지 않다.

□ 완전히 안심할 수 있는 경우

HIV 항체검사를 계기로 리스크가 적은 성행위에 눈뜨는 사람이 늘어나는 것은 아닐까 라고 하는 의견이 있다. 그러나 이 의견이 올바르다고 실증할 것은 아무것도 없다. 전문가는 적극

적인 행동을 계발하는 최선책은 교육이나 지원이나 카운셀링
으로써 항체 검사는 아니라고 말하고 있다.

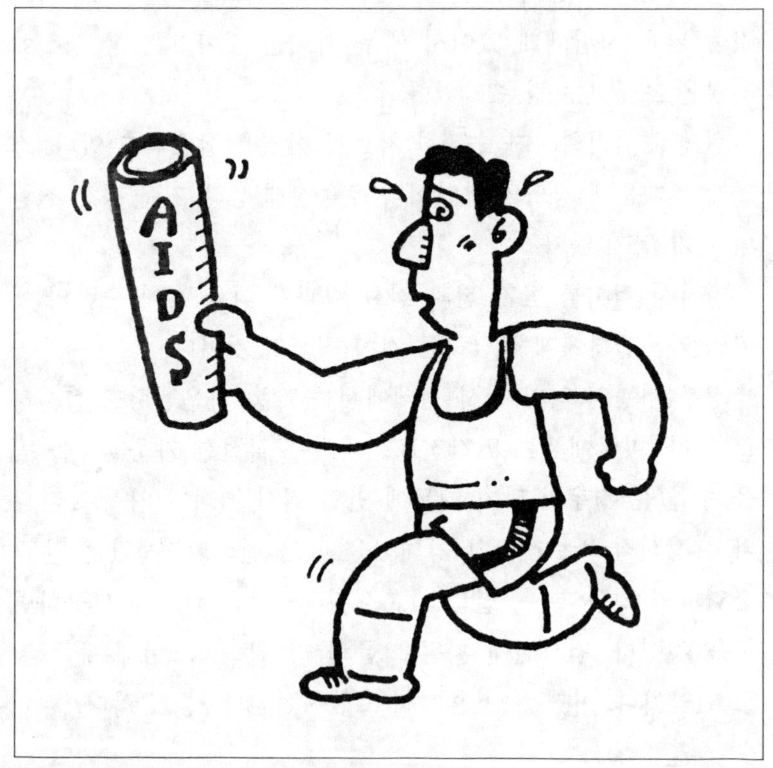

　한편 항체검사가 음성 ── 바이러스에 감염해 있지 않다──
라고 나오면 이제 성행위 때 주의를 기울일 필요는 없어질 것
이다 라고 기대하고 검사를 받는 사람이 있다. 파트너 모두 항
체 검사를 2번 받아서(그 사이 최저 6개월을 둔다) 2번 모두
음성이라고 나오면 더구나 1회째의 검사로 거슬러 올라가는 6
개월 사이에 파트너 이외의 사람과 성행위를 실시하지 않았을

경우는 고리스크의 성행위를 하는 것을 생각해도 좋을 것이다. 그렇지만 그래도 안전한 성행위를 그만두는 것은 일면에 있어서 생각해 볼 문제다. 예를 들면, 장래 다른 새로운 파트너로서 안전한 성행위를 선택하지 않을 수 없게 되었을 경우, 또 다시 하는 것은 어려울 것이다.

□ HIV-2 검사는 필요한가

HIV의 변종에 HIV-2가 있지만 이것은 현재 서아프리카에 만연해 있다. HIV-2는 HIV-1과 같은 경로로 감염하고 HIV-1과 마찬가지로 에이즈를 발증한다. 그러나 미국에서 널리 이루어지고 있는 HIV 항체검사는 반드시 HIV-2를 검출하지 않는 것이 실정이다.

지금까지 미국에서는 HIV-2 감염은 7증례 보고되고 있지만 그 HIV-2 감염의 미국인은 전원 서아프리카에서의 이주자였다.

만일 당신이 서아프리카제국(기니비사우, 상아해안, 세네갈, 부르키나파소, 카포벨데섬 등)에 있었던 적이 있다. 혹은 이런 서아프리카제국에서 온 사람과 성적 접촉을 가진 적이 있어 그것이 HIV에 감염해 있다고 걱정하는 일인이 되고 있다면 검사 때 사정을 이야기하고 HIV-1뿐 아니라 HIV-2의 항체 검사도 받아야 할 것이다.

□ 감염자를 둘러싸는 상황

HIV 항체 검사는 단순한 의학적 검사에 그치지 않는다. 사회나 법률이라고 하는 것과 널리 관계되어 있다. 구체적으로 말하자.

항체 검사를 받았을 뿐인데 일단 양성이거나 음성이거나 에이즈 위험이 있다고 믿고 주위에서 그 사람을 차별할 것이다.

일단 차별받으면 대부분의 사람에게 퍼져 간다.

예를 들면, 보험 회사가 HIV 감염의 우려가 있는 신청자를 식별해서 건강보험, 생명보험을 거부하려고 한 예도 보고되고 있다.

항체 검사를 받는 것 자체를 리스크의 근거라고 결정짓는다. 가령 검사 결과가 음성이라도 마찬가지다. 보험회사에 따라서는 법을 어기고까지 결혼상황, 주소, 의사의 진단서를 찾아내서 그로부터 성생활을 추측하여 HIV 감염의 리스크도를 산출하려고조차 하는 경우도 있다.

□ 직장에서의 강제검사는 받지 말라

직장에서 강제적으로 HIV 항체 검사를 강요당하는 경우가 있다. 그 때는 스스로 개별로 검사를 끝내두고 미리 양성인지 음성인지 알아 두는 편이 좋을 것이다.

현재 미국에서는 군, 교외, 직업훈련대의 직원과 응모자는 항체검사를 받아야 하는 것으로 되어 있다. 그 때 검사가 양성으로 나와도 직원은 재임되지만 양성의 응모자는 채용되지 않는다.

현역 군무 종사자는 생일마다 검사를 받을 의무가 있고 해외근무의 통지를 받은 사람, 레인저 부대, 특수작전사령부대, 육군장병사령부, 입대소환사령부에 임명되는 사람은 전임 혹은 재임의 6개월전에 검사를 받아야 하는 규칙이 있다.

나라의 검사를 받으면 검사결과는 공식적인 정부 자료가 되어 프라이버시는 침해당한다. 따라서 앞에 든 것 같은 정부 기관에 응모할 때는 사전에 익명 검사를 받아 양성이 나오면 응모를 취소하면 된다.

□ 대규모적인 강제적 검사는 바람직하지 않다

지금까지 강제적 HIV 항체 검사를 대규모로 실시하는 계획이 수없이 제안되어 왔다. 그러나 이 중에서 면역학자나 공중위생 담당자들이 전문적 견지에서 보아 우선 괜찮을 것이라고 지지하는 것은 극히 적었다.

그런데 강제 검사를 둘러싼 의논은 공중위생과 HIV 감염자의 인권 문제와의 대립이다 라고 하듯이 잘못 세상에 전해지고 있다.

강제검사를 하면 감염을 저지할 수 있다고 하는 잘못된 가정을 세우기 때문에 이와 같은 오해가 생긴다.

　반복하지만 HIV 감염의 원인은 안전치 않은 성행위와 주사 바늘의 공동 사용에 있다. 이것은 자발적 행위이기때문에 이 경로에서 오는 감염은 적절한 교육과 계발에 의해서만 완전히 저지할 수 있다.

　즉, 일반사회의 협력이 어떻게 해서든지 필요하며 검사만으로 감염을 소멸시킬 수는 없다.

　사회의 협력은 에이즈에 대한 교육과 자발적인 익명검사로 얻을 수 있을 것이다. 만일 비교적 감염자가 적은 지역에서 많은 사람들에게 검사를 강요해서 그 사람들에게 거짓 양성이라도 나오면 패닉과 대혼란이 생기는 것을 피할 수 없기 때문에.

□ 직장의 보호

　관계 당국은 '직장 사람들을 보호하기 위해서 HIV 항체검사를 실시할 필요는 없다'라고 얘기하고 있다. 이것은 아이들이 있는 직장이나 보건관계의 직장에 대해서도 같은 말을 할 수 있다. 에이즈는 학교나 직장에 있어서 일상적 접촉으로 감염될 걱정은 없다.

제 6 장

에이즈 의료는
이것만 진행되고 있다

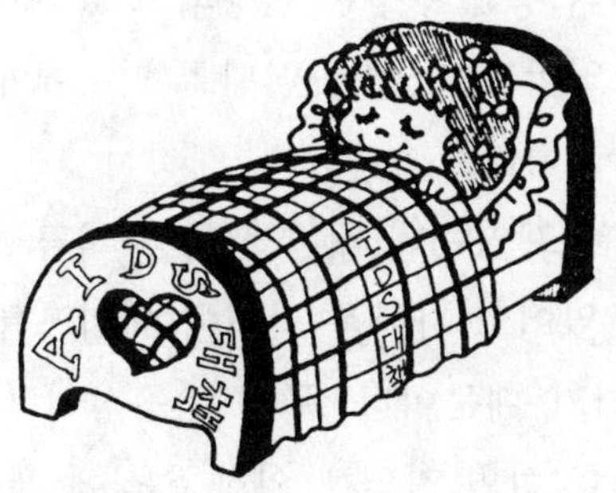

□ 에이즈와의 전쟁은 지금……

어느 날인가 HIV 감염증은 억제할 수 있는 병이 될 것이다. 현재의 당뇨병과 같이 매우 무거운, 평생 따라 다니는 병이지만 모두 억제할 수 있는 날이 반드시 올 것이다. 이 방향으로의 제1단계는 이미 완료하고 있다.

예를 들면 에이즈의 최대 사인이 되고 있는 카리니폐렴도 서서히 예방할 수 있게 되었고 다른 기회주의 감염증의 치료와 예방 방법도 개선되었다.

미국은 HIV 감염치료약으로써 AZT(아지드티미진)를 처음 인가했지만 이 약의 사용 체험이 증가함에 따라서 안전한 용법의 개발도 진행되고 있다.

한편 새로운 HIV 요법도 개발되고 있다. 그리고 기회주의 감염증을 정확히 진단해서 신속히 적극적인 치료를 실시함으로써 에이즈 환자의 평균 수명은 연장되고 있다.

따라서 HIV 감염이라고 알면 곧 단골 의사에게 면역 상태를 조사받는 것이 중요하다.

면역부전증을 앓고 있는데 내버려 두면 지금 스스로는 건강하다고 생각하고 있어도 가까운 장래에 에이즈를 발병할 리스크가 매우 높아지기 때문이다. 무거운 증상이 나타나기 전에 HIV 감염의 조치를 하면 감염에 의한 손상에 제동을 걸 수 있을지도 모른다. 감염 초기의 단계에서 치료를 시작하면 신체도 아직 튼튼하기 때문에 약에 의한 부작용도 가볍게 끝난다.

오늘날 무증후 또는 가벼운 증후의 HIV 감염자는 효과적인 치료를 받을 수 있음을 잊어서는 안 된다.

□ HIV는 어떻게 치료하는가

에이즈나 HIV 감염증의 연구가 진행됨에 따라서 치료법은 급격히 변화하고 있다. 따라서 일반적으로 말해서 직접 에이즈 환자를 진찰하고 있지 않는 의사는 HIV 감염자를 치료하는데 있어서의 최신 또한 최선의 방법에 관한 정보에 소원할지도 모른다.

유효한 치료법을 만들어 내기 위해서는 정확한 진단이 필요하지만 하나의 징후나 병이라도 여러 가지 감염미생물에 의해 야기될 가능성이 있기 때문에 진단은 상당히 어렵다.

예를 들면, 설사 하나를 예로 들어 보더라도 그것을 일으키는 미생물은 크립토스폴리듐(중증으로 오래 끄는 설사의 원인이 되는 기생충), 이소스폴라 벨리(개나 고양이의 장벽에 기생하거나 사람에게 중증 설사를 일으키게 한다), 살모넬라, 사이토메가로바이러스(폐렴이나 망막, 간장, 신장, 장에 염증을 일으킨다), 비정형항산균(발열, 체력의 소모, 권태의 원인) 등 여러 가지 있다. 물론 HIV 자체가 설사를 일으키는 경우도 있다.

게다가 미생물에는 약으로 치료할 수 있는 것과 할 수 없는 것이 있고, 치료약은 미생물의 종류에 따라서 각각 다르다. 바꿔 말하자면 하나의 미생물이라도 여러 가지 징후나 증상을 일으키는 것이다.

예를 들면, 사이토메가로 바이러스가 폐렴, 설사, 망막의 감염증을 일으킨다고 했듯이 ─ .

HIV 관련의 기회주의 감염증의 진단은 에이즈에 전문인 의사에게 받는 것이 가장 바람직하다. 만일 에이즈가 아니라고 진단받은 경우도 상대가 전문의 쪽이 환자 입장에서 신뢰할 수 있고 안심할 수 있기 때문에.

□ 특징적 증상

1. 칸디다증(식도, 기관, 기관지 또는 폐)
2. 크립토코카스증(폐 이외)
3. 코립토스폴리듐증(1개월 이상 계속되는 설사를 수반한 것)
4. 사이토메가로 바이러스 감염증(생후 1개월 이상으로 간 지라, 림프절 이외)
5. 단순 헤리페스 바이러스 감염증(1개월 이상 계속하는 점막, 피부의 궤양, 또는 생후) 1개월 이후에 기관지염, 폐렴, 식도염을 병발하는 것)
6. 카포지 육종
7. 원발성 뇌림프종
8. 림프성 간질성 폐렴
9. 비정형항산균증(결핵 이외에 폐, 피부, 경부 혹은 폐문 림프절 이외의 부위 또는 이것에 더해 전신에 파전한 것)
10. 카리니폐렴
11. 진행성 다발성 백질뇌증
12. 톡소플라즈마뇌증(생후 1개월 이후)
13. 화농성 세균 감염증(13세 미만으로 헤모필스, 연쇄구균 등에 의한 패혈증, 폐렴, 수막염, 골관절염, 중이염. 또는 피부점막 이외의 부위나 심재장기의 농양이 2년 이내에 2개 이상, 다발 혹은 반복해서 일어난 것)
14. 콕시디오이드 진균증
15. HIV 뇌증(HIV 치매, AIDS 치매 또는 HIV 아급성 뇌염)
16. 히스토플라즈마증
17. 이소스폴리아증(1개월 이상 계속되는 설사)
18. 비호지킨림프종
19. 결핵(폐 이외에 한군데 이상 파전한 것)
20. 살모넬라균혈증(재발을 반복하는 것으로 티푸스균에 의한 것을 제외한다)
21. HIV 소모성 증후군(전신쇠약)

□ 의료 정보를 수집하자

HIV에 감염하면 같은 입장의 사람들로부터 정보를 얻는 것이 치료해 나가는데 있어서 가장 도움이 된다. 그런 정보는 에이즈 서비스 단체, 진료소, 병원 등에서 입수할 수 있을 것이다. 그런 기관은 HIV 감염자의 원호조직이나 치료법에 대한 강의를 실시하고 있기 때문이다.

그 외에 에이즈 환자 자신이 조직해서 운영하는 단체도 있다. 현재 여러 가지 개인이나 단체가 비공식으로 모아서 HIV 관련 질환이 치료를 연구하거나 더욱 보급시키거나 하는 에이즈 치료 운동을 전개하고 있다.

또한 구매자 그룹이 HIV 관련질환치료용의 자금을 제공하는 경우도 있다.

어쨌든 치료에 유익한 정보는 HIV 감염자가 많은 도시에 집중해 있기 때문에 그런 도시에서 나오는 치료의 뉴스레터를 구독하는 것도 유익할지 모른다.

□ 리스크를 줄이도록 한다

치료중은 리스크를 줄이는 것 같은 행동을 취해야 한다. 이미 HIV에 감염한 사람도, 아직 감염해 있지 않는 사람도 이 점은 마찬가지로 주의해 주기 바란다.

반복해서 HIV에 접촉하거나 다른 성행위 감염증을 앓거나 하면 이미 감염해 있어도 건강했던 사람이 발병하는 계기가 되기 때문이다.

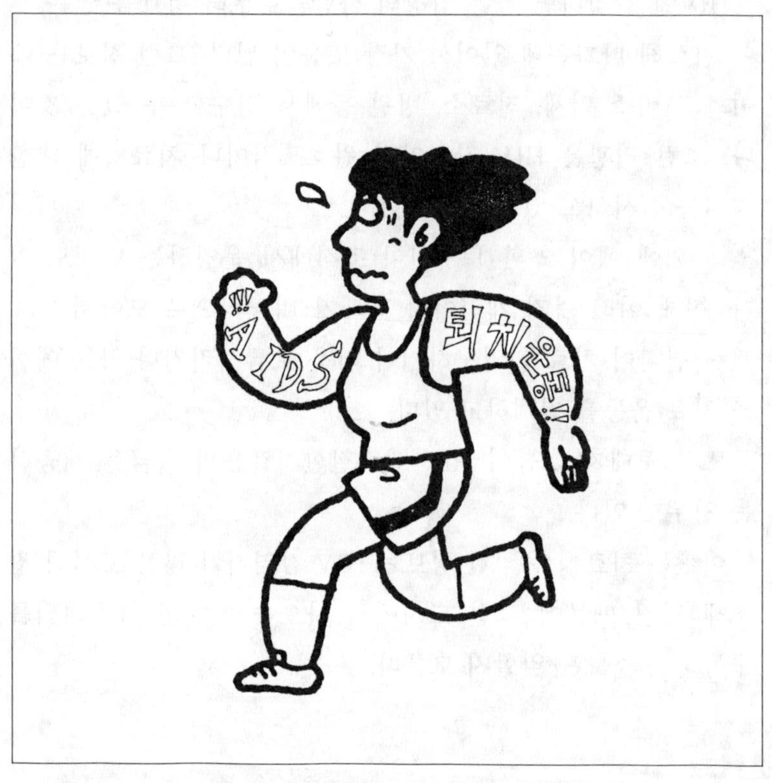

　　또한 HIV의 종류에 따라서는 병원성이 강한 것도 있기 때문에 요주의. 제3장을 참고로 해서 성행위나 주사바늘 공용에 의한 리스크를 줄이도록 해주기 바란다.

□ 두려워해서만은 안 된다

치료를 받을 필요가 있는데 자신의 감정이 방해를 하고 미묘한 심리적 저항을 느끼는 경우가 있다. 이것은 당연하고 하는 수 없는 일이다.

그러나 에이즈에 그저 겁내기만 하거나 이 문제는 생각하고 싶지 않다고 달아나고 있으면 이치에 맞는 결단을 내려야 할 때에 필요한 정보를 파악할 수 없게 될 것이다.

에이즈를 완전히 잊자, 잊으면 병이 되지 않는다고 당신은 생각할지도 모른다. 그렇지만 이런 식으로 생각하고 치료를 회피하는 것은 매우 위험하다. 혹은 정기적으로 의사의 진찰과 투약을 받으면 — 즉 '통원 환자'가 되면 — 오히려 병이 되어 버린다고 생각하는 사람도 있을지도 모르지만 이것도 터무니없는 착각이다.

실제는 전문의의 진료를 받고 치료가 시작되면 오히려 안심하는 것이다.

최고의 의료를 요구할 용기가 도저히 나지 않을 경우는 HIV 감염자 지원단체, 걱정해 주는 친구, 심리요법의에게 상담해 보자.

□ HIV 감염자의 올바른 의사 선택 전문의를 찾아낸다

감염해 있다고 알면 우선 HIV 관련 질환의 전문의 치료를 받을 필요가 있다. 좋은 의료 보험에 가입해 있으면 비교적 간단히 적당한 의사를 찾아낼 수 있을 것이다. 그렇지만 만일 전액 보험에 가입해 있지 않는 경우는 —— 즉 진료소, 보건의료단체(HMO), 메디케이드(65세 미만의 저소득자, 신장자용의 의료보장제도)에 의지해야 할 경우는 의사 선택은 어려워진다. 선택 범위가 매우 한정되어 버리기 때문이다.

또한, 투약, 요법, 검사, 의료 절차에 드는 경비도 개인으로는 다 부담할 수 없을 것이다.

□ 소개

의사는 그 지방의 에이즈 단체에 문의해서 소개 받으면 된다. 친구나 지인으로부터 여러 가지 체험담을 듣고, 좋은 의사나 좋지 않은 의사를 알아 그 다음에 소개받는다. 근처에 에이즈 단계가 없으면 그 지방의 게이 정치 단체나 게이 사교그룹에 물으면 뭔가 유익한 정보를 입수할 수 있을지도 모른다.

또한 가까운 의료 센터, 특히 의과대학에 소속하는 의료 센터에 HIV 감염과 에이즈에 자세한 전문의의 이름을 문의해 보는 것도 한 방법일 것이다.

그 경우 전화를 걸어서 감염증이나 내과의 담당자를 불러내도록 할 것.

이렇게 해서 여러 가지 곳으로부터 정보를 모아서 확인하면 의사나 치료에 대해서 신뢰성이 높은 정보를 얻을 수 있다. 그 결과, 예를 들면, 에이즈 단체와 병원이 추천하는 의사가 친구들 사이에서도 평판이 좋으면 그곳에서 치료를 받는 것이 가장 좋을 것이다. 좋은 치료를 받을 수 있으면 주사의 보람도 있다고 하는 것이다.

유감스럽게 현재 에이즈 전문의는 대폭으로 부족하다. 너무 바빠서 이 이상 새로운 환자를 담당할 수 없는 의사도 있다. 그렇지만 그래도 다른 의사에게 소개 정도는 해 줄 것이다.

□ 개인적으로 의사를 선택할 수 없었다면

미국에서는 보건의료단체(HMO 제7장 참조)에 가입해 있는 사람은 HMO에 근무하는 의사의 진료밖에 받을 수 없다. 따라서 우선 HMO에 전화로 소속 에이즈 전문의의 이름을 물을 필요가 있다. 의사가 판명하면 에이즈 단체나 친구들의 의견을 들어 보면 좋을 것이다.

또한 메디케이드에 가입해 있는 사람은 HIV 관련 질환의 사람을 전문으로 진찰하는 진료소에 갈 것을 권한다. 예를 들면, 뉴욕, 샌프란시스코, 로스앤젤레스와 같은 대도시에는 대병원 부속의 HIV 질환전문의 진료소가 있다.

만일 HIV 전문 프로그램이 있는 병원의료를 받을 수 없는 경우는 에이즈 환자에 대한 치료로 평판이 좋은 병원을 선택하면 좋다. 그런 병원의 의사는 환자에게 필요한 치료를 가장 잘 알고 있을 것이다.

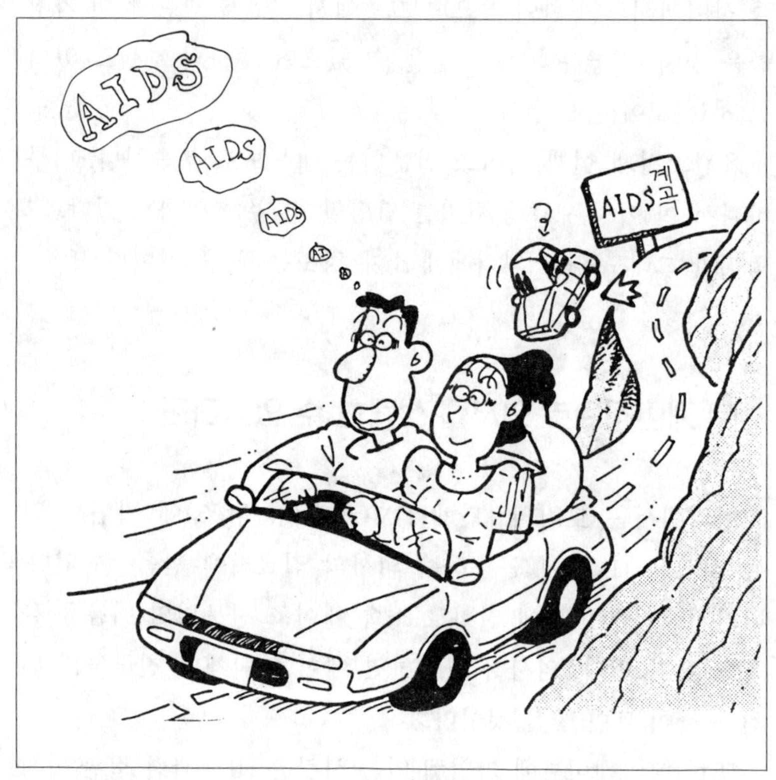

□ 의사는 환자의 문제를 전부는 해결할 수 없다

시간과 돈에 여유가 있으면 의사는 한사람으로 한정하지 않아도 된다. 의사와 환자의 관계는 미묘한 요인의 축적으로 좋게도 나쁘게도 된다. 관계가 악화돼 있는데도 같은 의사에게 매달려 있을 필요는 없을 것이다. 그렇지만 여러 명의 의사에게 치료받고 어느 의사에게나 강한 반발을 느끼는 것 같으면 당신 자신의 의사에 대한 기대감을 바꿀 필요가 있다.

의사를 만나는 것이 불안하고 무서운 사람은 많이 있지만 HIV 관련으로 진찰을 받는 경우는 더욱 더 그와 같은 긴장감이 높아지는 것을 각오해야 한다.

현재 HIV 질환에는 의사도 답할 수 없는 문제가 많이 있다. 당신이 단골 의사에게 새로운 기사를 보이거나 정보를 평가해 받는 경우도 있을 것이다.

또한 확실한 대답을 듣고 싶어도 들을 수 없는 경우도 있을 것이다. 병에 대해서 좀더 의사로부터 여러 가지 어드바이스를 받고 싶다고 생각하겠지만 당신의 요구에 전부 응할 수 없다.

마음에 담아 두기 바라는 것은 환자라고 하는 것은 무의식으로 의사가 갖지 않은 답을 요구하는 경우가 있다고 하는 점이다.

□ 진찰을 결실맺기 위해서는

진찰은 준비를 하고나서 받는 편이 좋다. 우선, 의사에게 무엇을 질문할지 리스트로 해 두자. 리스트가 없으면 신경질이 되어 물을 생각이었던 질문도 잊어 버릴지도 모르기 때문이다. 가능하면, 에이즈에 대해서 잘 알고 있는 동정 있는 친구와 사전에 질문에 대해서 의논해 보면 좋다.

또한 병원까지 그 친구와 같이 갈 수 있으면 진찰의 불안은 약간 적어질 것이다.

어수선한 진찰이 될지도 모르지만 환자에게는 납득이 될 때까지 의사에게 질문이나 상담을 할 권리가 있다.

전문의들은 중체의 에이즈 환자의 개호로 매우 바쁘다. HIV 관련 질환에 대해서 환자와 충분히 의논할 시간이 의사측에 있으면 좋지만 실제로는 바쁜 스케쥴로 쩔쩔매는 의사의 입장도 이해해야 한다. 진찰을 기다리는 것은 하는 수 없다. 그러나 질문에 답할 시간이 없을만큼 바쁜 의사라면 가능하면 바꾸는 편이 좋을 것이다.

또한 의사의 진찰을 받은 사실에 대해서 환자의 프라이버시를 지켜 주는지 어떤지를 확인하는 것이 중요하다. 진단서에 어떤 사항을 기입하는지, 카르테의 보호는 어떻게 되는지 라고 하는 사실을 정확히 의사에게 물어 둘 필요가 있을 것이다.

□ 제1회째의 진찰

의사의 진찰을 처음 받을 때 의사는 병력, 신체검사, 그 외의 검사를 실시해서 당신의 종합적 건강상태를 조사한다. 이 제1회 검사가 앞으로의 진찰의 기초가 된다.

□ 병력은 확실히 기입한다

과거에 걸린 병과 그 대강의 날짜, 복용한 약을 리스트로 만들어 두는 편이 좋다. 감염증(매독 등 성행위 감염증이나 B형

간염)의 병력이나 알레르기, 특히 의약품 알레르기의 유무를 기입하는 것을 잊지 않도록.

그 외 상용하고 있는 의약품이나 약물, 알콜 등 치료약이 아닌 약물도 의사에게 알릴 필요가 있다.

신체검사에서는 HIV 감염에 의례 따라 다니는 피부 질환의 검사도 이루어진다. 의사는 림프절의 부기도 조사할 것이다.

□ 최초에 무엇을 조사하는가

표준 혈액검사에 의해 의사는 체내 질환의 진행 상태를 알아서 당신의 종합적 건강 상태를 진단한다.

일반 검사에서는 전혈액측정(CBL), 혈소판 측정, '백혈구 감별'이 있고 이것으로 여러 기지 타입의 백혈구를 측정한다.

또한 당신에게 특수 질환의 검사를 할지도 모른다. 특수 질환이란 B형 간염, 패독, 폐렴, 클라미지아(성행위에 의해 감염해서 전립선염 등을 일으킨다), 임병(성기, 항문, 인두부), 장내 기생충 등이다.

□ 면역학적 검사

신규 HIV 감염자의 면역상태를 검사하기 위해서 의사는 흔히 림프구로부터 분화한 세포의 검사(T세포 검사라고 불린다)를 명한다. 이 혈액검사는 팔에서 채혈한 소량의 샘플로 이루어진다. 림프구란 백혈구의 일종이다.

2종류의 백혈구, 즉 T4세포(또는 헤르파 세포라고도 불린다)와 T8 세포(또는 서프렛서 세포)는 HIV 감염증에 가장 관계가 있다.

T4세포는 면역에 있어서 중심적 역할을 하고 있지만 HIV는 이 세포에 감염해서 파괴해 가기 때문에 체내의 T4세포의 수는 차츰 감소해 간다. 그 결과, 중도의 면역부전 —— 에이즈가 일어난다고 생각되고 있다.

림프구 분화의 검사 결과는 보통 2가지의 숫자와 비율로 표시된다. 표준 혈액량으로 측정되는 T4 세포와 T8 세포의 수 (보통 1입방미리미터당의 세포수로 나타낸다) 및 T4 세포와 T8세포의 비율이다.

T4 세포와 T8 세포의 기능을 간단히 말하자면 2가지는 함께 세포성 면역이라고 불리는 면역기구 활동의 일부를 컨트롤한다.

그 때, T4 세포는 면역기구를 온(활성화)으로 하고 T8 세포는 오프(억제)로 한다.

T4와 T8의 비율은 이것들 온 또는 오프 세포의 비율이기 때문에 이것을 측정함으로써 면역 기구의 대강의 상태를 파악할 수 있다. T4대 T8의 비율의 정상치는 1대 1부터 4대 1까지의 사이다.

에이즈 및 HIV 감염의 연구가 시작된 수년간은 T4대 T8의 비율이 낮으면 그것은 환자가 발병하는 전조라고 간주되고 있었다.

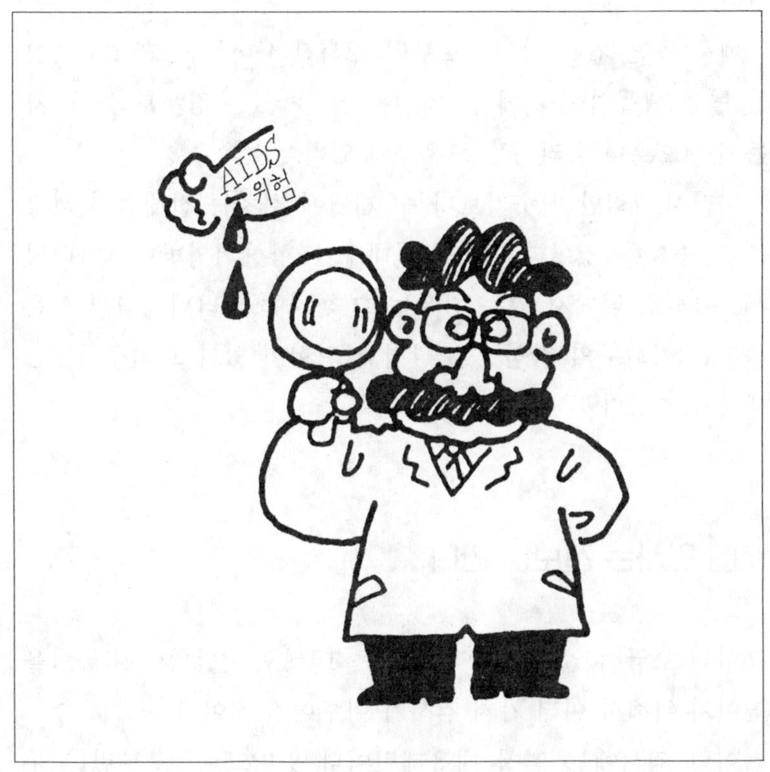

오늘날 전문연구자나 전문의는 T4 세포의 절대수의 측정이 HIV 감염자의 발병 예지에 매우 도움이 된다고 생각하고 있다.

이 T4치가 1입방미리미터당 500 이하로 떨어지면 이상이라고 판단되지만 1회만의 검사로 결론을 내려서는 안 된다.

왜냐하면, T4치는 맥박과 같이 불안정한 것이기 때문이다.

운동하면 맥은 빨라지고 쉬면 느려진다. 마찬가지로 T4치도 면역 기구로의 습격의 정도에 의해서 급증하거나 급강하거나 한다.

예를 들면, 같은 사람으로부터 12시간 사이를 두고 2번 채혈한 혈액 샘플의 수치에 큰 차이를 볼 수 있는 경우도 있다. 차는 수백으로나 올라가는 경우조차 있다.

따라서, 1회만의 숫자보다 수 개월에 걸치는 전체적인 과정 쪽이 중요한 것이다. T4의 절대수가 항상 1입방미리미터당 250 이하로 떨어져 있는 경우는 그 환자는 카리니폐렴과 같은 중독한 기회주의 감염증을 발명할 위험이 있다고 연구자들은 생각하고 있다.

□ 검사는 진보해 간다

아직 보급해 있지 않지만 장래는 T4세포의 발병예지 능력을 높이기 위해서 여러 가지 검사가 이루어질 것이다.

이런 검사에는 혈청 네옵테린이나 β 미크로글로부린(모두 자극받은 면역세포에서 생긴다)의 증가정도를 측정하거나 P24 항원(HIV에 코아단백)량의 측정이라고 하는 것이 있다. 이 1, 2년 사이에 이런 검사는 서서히 보급해 갈 것이다. 또한, 새로운 폴레멜라제 쇄반응(PCR) 기술은 바이러스 검출 검사의 정도를 높이는 것이라고 생각된다.

여러 가지 검사에 의해 에이즈 발병의 시기를 정확히 예측할 수 있게 되면 장래는 HIV의 활동이 활발화하는 기간에 한해서 잠재적 약물요법을 사용할 수 있게 될지도 모른다. 그렇게 되면 치료는 대폭으로 진보할 것이다.

□ 감염자의 일상의료

HIV 감염자로써 치료를 받게 되면 먼저 의사와 상담해서 진료 예정을 만들 것을 권한다.

HIV에 감염해 있어도 아직 징후가 나타나지 않는다, 혹은 가벼운 증상(림프절의 부기 등)밖에 나타나지 않는 경우 최저 6개월에 한번은 의사의 진료를 받아야 한다.

반대로 이미 확실한 에이즈 증상이 나타나고 있는 경우는 진료 횟수를 늘려야 한다.

□ 면역기능의 측정

HIV 감염자는 1년에 2번부터 4번은 면역기능검사를 받자. 유감스럽게 림프구의 서브세트 검사는 매우 고액으로 1회의 검사만으로 500~600 달러나 든다. 만일 검사 비용을 다 지불할 수 없는 경우는 의사에게 T4 세포치 혹은 T4 세포와 T8 세포치만을 의뢰하면 된다. 이거라면 비용은 림프구 서브세트 1세트 검사보다 훨씬 싸게 끝난다.

T4치가 1입방미리미터당 500을 밑도는 HIV 감염자는

AZT(아지드티미진)으로 항HIV요법을 시작하도록 전문의는 권하고 있다.

또한 면역 기능검사에서 중독의 면역부전이라고 판명하면 (T4치가 250 이하) 카리니폐렴 등 기회주의 감염증을 예방하기 위한 투약 요법을 시작해야 한다.

□ 예방접종을 받는다

HIV에 감염한 사람은 면역기구를 약화시키는 것 같은 감염증에 주의하고 그것을 예방해야 한다. 그런 감염증은 왁찐으로 예방할 수 있지만 유의해야 하는 것은 왁찐 자체도 면역기구에 약하지만 자극을 준다고 하는 것이다.

면역기구의 자극은 T4 세포의 증식을 자극하기 때문에 반드시 바람직하다고는 할 수 없다.

왜냐하면 T4 세포가 HIV에 감염해 있으면 바이러스의 번식이 촉진되어 버리기 때문이다.

왁찐에도 여러 가지 있다. 예를 들면, 예방을 위해서 생바이러스, 왁찐 혹은 생세균 왁찐을 접종하는 경우가 있지만 거기에는 약한 활성미생물이 포함되어 있다.

따라서 경구약도소아마비왁찐(OPV)이라고 하는 것 같은 생왁찐은 보통 면역기능저하의 징후를 가진 HIV 감염자에게는 접종하지 않는다.

황열병 예방 왁찐 등 여행용 왁찐도 생왁찐이다. 또한, 천연두 왁찐은 생바이러스 왁찐이지만 천연두는 전세계에서 근절되었기 때문에 지금은 접종의 필요가 없을 것이다. 때로는 생바이러스 왁찐 대신에 면역 글로부린을 대용하는(일시적인 예방을 위해) 경우도 있다.

한편, 왁찐 중에는 병원체로서 완전히 불활성화한 것이 있다. 이것을 불활화 왁찐이라고 부른다.

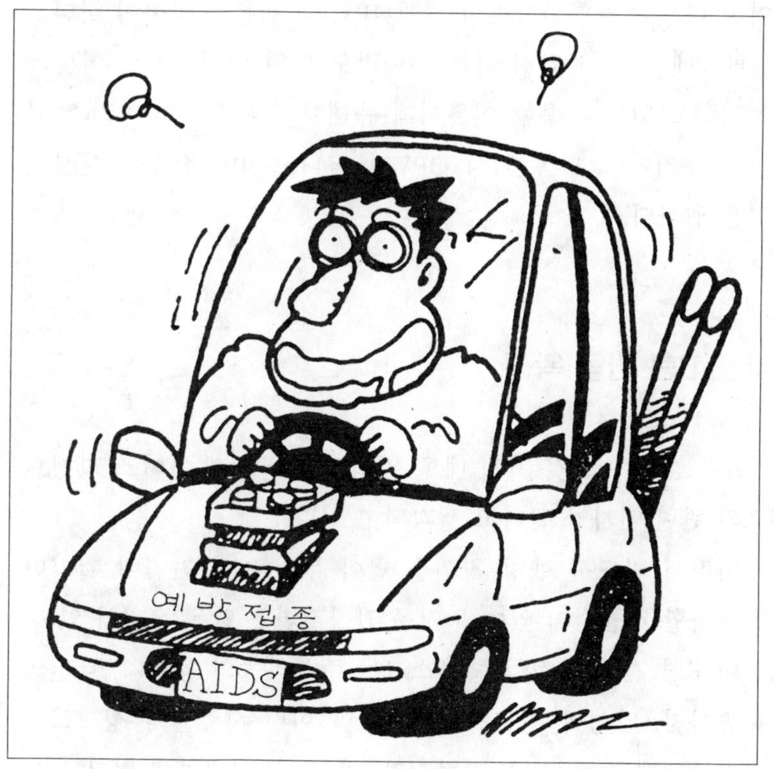

불활화 왁찐은 안전하다고 간주되고 있으며 또한 HIV 감염자에 유효한 가능성을 갖는다고 생각되고 있다. 이 불활성 왁

찐에는 B형 간혐 왁찐, 인플루엔자, 왁찐, 불활성소아마비 왁찐 IPV), 폐렴구균 왁찐, 티푸스 왁찐, 콜레라 왁찐 등이 있다.

HIV 감염의 리스크가 있는 사람들은 매년 10월경 폐렴구균 왁찐(뉴모백스) 1회와 일련의 B형 감연 왁찐 및 인플루엔자 왁찐의 접종을 받는 편이 좋을 것이다.

또한 HIV에 감염한 아동은 경구약 독소아마비 왁찐(OPV)이 아니고 불활화소아마비 왁찐(IPV)의 접종을 받아야 한다.

HIV에 감염해 있지 않는 아이라도 만일 면역부전의 어른과 동거하고 있는 경우는 어른에게 유해한 소아마비 바이러스 입자를 뿌리지 않도록 역시 OPV가 아니고 IPV 접종을 실시할 것을 권한다.

□ B형 간염 왁찐

B형 간염은 그것 자체 매우 위험한 질환으로 에이즈 진행으로의 관련 인자가 된다고 생각되고 있다.

따라서 반드시 예방 왁찐을 받아 두자. B형 간염에 걸리면 만성화할 가능성이 있어 무거운 간장질환을 앓을 우려가 있다.

이 B형 간염에 걸리는 리스크는 주사바늘의 공용자, 보건의료종사자, 남성과 성교하는 남성 및 이런 사람들과 성교하는 사람들에게 가장 많다. 그렇지만, 지금은 B형간염에 걸리는 리스크를 가진 사람들은 B형간염예방 왁찐을 받을 수 있고 왁찐에는 부작용도 없다.

□ 결핵 검사를 받자

HIV 감염자는 결핵에 걸리기 쉽다. 아마 그것은 HIV 감염에 의해 잠재적인 결핵 감염이 활성화되기 때문일 것이다.

반대로 만일 HIV에 감염해 있지 않아도 결핵 검사에서 양성이라고 나오면 좀더 확실히 해 두기 위해 HIV 항체 검사를 받아 두는 편이 좋을 것이다.

HIV 감염자는 결핵 검사를 받아야 한다. 만일 HIV 감염자이고 또한 결핵이라고 진단받은 경우는 결핵요법, 증상의 관찰, 치료후의 재발 징후의 검진 등으로 주의 깊은 진료가 이루어져야 하고 그것은 단지 결핵에 감염했을 뿐인 경우와 다른 여러 가지 유의점이 필요해지기 때문이다.

□ 여성 감염자에 대한 어드바이스

여성의 HIV 감염자는 감염해 있지 않는 여성에 비해 여러 가지 자궁경부 장해를 받기 쉽다. 따라서 최근은 전문의를 최초의 검사에 질경검사(확대경으로 질내를 시진한다) 및 자궁경부세포검사(PAP 스미아)를 포함하도록 권하고 있다. 이 PAP스미아는 6개월 마다 반복할 필요가 있다.

에이즈가 발견된 당초는 여성 HIV 감염자가 발증할 리스크는 임신에 의해 높아진다고 생각되고 있었지만 최근의 조사에서는 이것에 반한 결과도 나오고 있다.

어쨌든 감염자는 임신하면 30~50%의 확률로 HIV 감염아를 낳을 가능성이 있기 때문에 임신을 계속하느냐 어떠냐 카운셀러에게 상담하는 편이 좋을 것이다. 만일 출산을 희망한다면 HIV 감염에 전문인 산부인과의의 진찰을 받아야 한다.

신생아는 모유라도 감염할 가능성이 있기 때문에 수유는 권할 수 없다. 모유 대용품은 여러 가지 있기 때문에 그쪽들을 이용해야 할 것이다.

신생아는 모친의 항체를 갖기 때문에 HIV 감염자의 모친으로부터 태어나는 아이는 HIV 항체 검사를 하면 생후 15개월까지 양성이라고 나온다. 그러나 실제로 전 아이가 감염해 있는 것은 아니다.

또한, HIV 관련 질환의 치료약에는 태반을 빠져 나가서 태아에게 악영향을 미치는 것도 있기 때문에 임산부는 표순적 플랜을 수정한 치료를 받을 필요가 있을 것이다.

□ 의약품은 멋대로 먹지 말라

처방전으로 사는 의약품 또는 처방전 없이 살 수 있는 약의 사용법에 대해서는 반드시 의사와 상담할 것. 약국에서 처방전 없이 살 수 있는 의약품이라도 HIV 감염자에게는 유해해지는 경우가 가끔 있기 때문이다.

예를 들면, 아스피린이라고 하는 일반적인 약이라도 혈소판 수치가 낮은 HIV 감염자에게는 위험한 경우가 있다.

스테로이트 면역을 억제하기 때문에 요주의이다. 예를 들면, 보디 빌더는 근육량을 늘리려고 해서 의사의 처방전없이 스테로이드를 섭취하는 경우가 있다. 그것은 건강체의 사람에게 있어서도 위험하지만 HIV 감염자에게는 더욱 위험하다.

또한 스테로이드 주사의 기구를 타인과 공용하면 헤로인 주사를 돌려 맞는 경우와 같이 HIV에 감염할 위험이 있다.

오락용 약물(알콜이나 대마)도 역시 면역억제의 위험이 있으므로 피하는 편이 좋다.

□ 어떤 징후가 나타나면 HIV 관련질환을 의심해 보는가

HIV 관련 질환에서 최초로 나타나는 징후는 감기나 인플루엔자 등이라고 하는 보통의 병과 같은 징후다.

이것은 불안이나 우울 상태에 빠짐으로써도 일어나는 경우가 있지만 어쨌든 다음과 같은 징후가 보이면 의사의 진찰을 받는 편이 좋다.

*가래가 나오지 않는 마른 기침이 나온다. 숨참.

*시계가 멍하다. 눈이 반짝반짝한다. 시계의 상실.

*감기나 목의 통증이 수주일 계속된다.

*변에 혈액이나 점액이 섞인다.

5, 6일 심한 설사가 계속된다. 3주일 이상 부드러운 변이 계

속된다. 부드러운 변 후 열이 나거나 체중이 줄거나 한다.

  *3일 이상 두통이 계속된다.

  *의식의 혼란이나 기억상실

  *원인 불명으로 부분적으로 근육이 강해진다.

  *발열, 원인불명의 극도의 피로감, 불안수소.

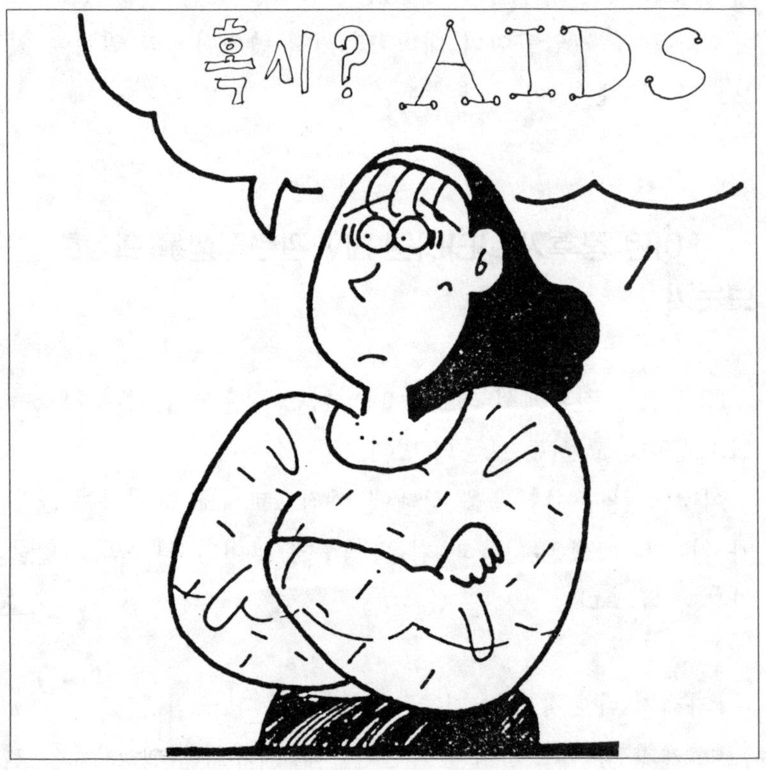

  *흠뻑 식은땀을 흘린다.

  *곧 점이 생기거나 원인 불명의 출혈이 있다.

  *피부에 자색을 띤 혹은 바랜 색의 반점이 생긴다.

＊원인불명인 채 체중이 10% 이상 감소한다.

＊입안에 흰 크림상의 반점이 생긴다.

＊원인 불명의 림프절의 부기가 일어난다.

□ 자신이 깨닫는 것

에이즈나 HIV 감염증에 걸려도 건강을 지키는 방법은 여러 가지 있다. 매일의 운동, 충분한 수면, 그리고 가능한 한 스트레스를 줄이는 것은 건강 유지에 중요한 요소이다.

또한 창상이나 찰과상이 생기면 아무리 작아도 곧 물과 비누로 씻고 나올 때까지 붕대로 커버해 두는 등 해서 걸리지 않도록 주의하자.

또한 영양의 밸런스가 잡힌 식사를 정확히 섭취하는 것도 중요하다. 특히 체중이 급감하거나 위장 장해를 일으키고 있을 때는 HIV 감염이 자세한 영양사에게 상담해야 한다.

베이컨, 살라이, 콘비프 등 가공식육은 면역억제화학제가 들어 있기 때문에 별로 먹지 않는 편이 좋다. 고기는 반드시 중정도 혹은 잘 구워서 먹을 것. 날고기, 날생선, 날달걀에는 세균이나 기생충이 있을 우려가 있으므로 먹어서는 안 된다. 위생 상태가 좋지 않은 지역으로 여행할 때는 특히 음식에는 주의해 주기 바란다.

오래 방치된 더러운 장소에는 식, 쥐, 벌레똥이 있으므로 주의하자.

이것을 감염원으로 하는 감염증에 걸릴 우려가 있기 때문이다. 고양이나 개를 기르고 있는 사람 — 특히 고양이똥에는 뇌의 염증을 일으키는 톡소플라즈마 곤지라고 하는 위험한 기생충이 번식하기 쉬우므로 HIV 감염자는 고양이의 배설물을 청소할 때는 반드시 마스크나 고무장갑을 끼자.

□ 기회주의 감염증의 치료와 예방

HIV 감염자의 보다 좋은 개호에 필요한 것은 계속적인 건강관리 즉, HIV 관련질환에 따르는 여러 가지 병상을 신속히 진단해서 치료를 실시하는 것이다. 확실한 관리는 HIV 감염자의 건강유지, 에이즈 환자의 연명과 보다 좋은 삶의 방식에 빼 놓을 수 없는 요소이다.

□ 신속하고 적극적인 치료야말로 중요

HIV에 감염해서 면역부전에 빠진 환자 중에는 한가지 또는 그 이상의 비교적 가벼운 감염증에 걸리는 사람이 있다.

지금까지의 증례로부터 이런 감염증이 계속되면 면역 기구에 부담이 가해져서 HIV 감염증을 악화시키는 사실을 알고 있으므로 재빨리 완전히 치료해 나가는 것이 중요하다.

또한 HIV 감염자에게는 장기에 걸쳐서 다량으로 투약해 가는 결과가 되므로 약의 부작용이 나타나는 경우도 있다.

만일 투약에 의한 부작용의 징후나 증상이 나타나면 곧 의사에게 말려야 한다.

HIV 감염이라고 한 사람은 가벼운 징후라도 불안을 느끼는 것은 당연하다. 어떻게 대응할지 혼자서 고민하지 말고 의사에게 상담하도록 권한다. 증상의 조기 치료도 중요하지만 당신의 마음의 평온도 역시 중요하다.

□ 카리니 폐렴은 예방할 수 있다

카리니 폐렴은 미국의 에이즈 관련의 기회주의 감염증에서 가장 흔히 볼 수 있는 것으로 최초의 에이즈 진단시에 50% 이상에 있다. 그리고 카리니 폐렴은 에이즈의 사인에서 가장 많다. 현재, 카리니 폐렴의 치료약으로써 효과적으로 사용되고 있는 것은 술파메토기시졸과 트리메토프림(상표는 박트림 또는 셉트라)라고 하는 2개의 항생물질의 혼합약 게다가 다프슨, 펜타미진이라고 하는 약이다. 조기 진단과 치료에 의해 카리니 폐렴에서 회복하는 찬스를 늘려 나가야 한다.

이것은 어느 경우에나 말할 수 있는 얘기지만 병은 걸리기 전에 예방하는 편이 걸리고 나서 치료하는 것보다 훨씬 좋다. 어떤 임상 시험에서 박트림은 카리니 폐렴을 예방하는 사실이 실증되었다. 이 실험에서는 박트림 투약을 받은 환자 중에서 카리니 폐렴을 일으킨 사람은 한사람도 없었다. 한편, 예방 요법을 받지 않는 그룹의 반수 이상은 카리니 폐렴에 감염해 버렸다.

이 박트림 투약을 받은 환자의 생존률과 수명은 급격히 높아지고 있다.

이런 연구들로부터 공중위생국은 의사에 대해서 T4 세포의 수치가 200 이하(또는 T4 세포수가 전림프구 수의 20% 이하)의 HIV 감염자 전원에게 제1차 카리니 폐렴 예방치료를 실시하도록 공식권고를 냈다.

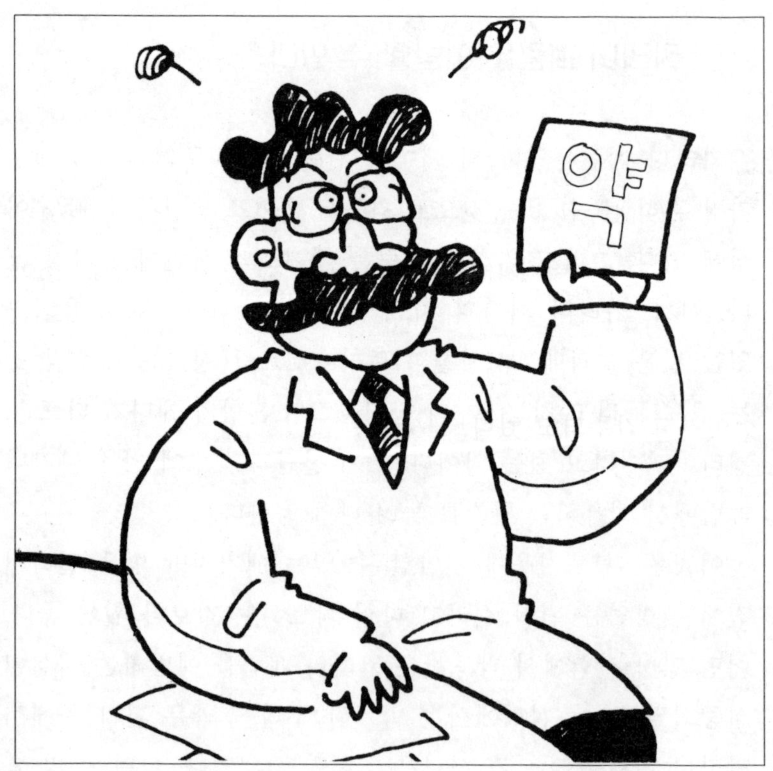

이것은 이미 AZT(아지드티미진) 투약을 받고 있는 사람에게도 적용된다. 왜냐하면 AZT 단독으로는 카리니폐렴의 예방에 충분치 않기 때문이다. T4치가 200이 아니고 250 이하가 되면 카리니 폐렴 예방을 시작하는 의사도 있다.

그러나 HIV 감염자는 박트림 등 술파약제에 가끔 알레르기 반응을 일으킨다. 만일, 과민증을 줄이는 요법이나 스테로이드 요법에 의해서도 억제할 수 없는 알르레기 증상이 일어나면 투약을 그만두어야 한다.

술파약제를 사용할 수 없는 경우는 펜타미진약제를 대신 사용하면 부작용이 없는 예방 치료를 할 수 있을 것이다. 그 때 환자는 분무상으로 한 펜타미진을 입으로 흡입해서 직접 폐에 넣는다. 이렇게 하면 체내에 독이 들어가지 않기 때문이다.

이것은 박트림, 다프슨 및 정주 펜타미진이라도 마찬가지이다. 지금은 연구도 진행해서 흡입 펜타미진 요법의 유효성이 실증되고 있다. 단, 경구 박트림 쪽이 폐의 내의 양쪽의 질환을 예방하기 때문에 카리니 폐렴에는 가장 효과를 발휘하는 치료법이라고 간주되고 있다.

□ 에이즈의 약

에이즈의 사람들은 AZT(아지드티미진)의 투약을 받고 있다. AZT는 미국 식품의 약품국이 인가한 의약품으로 에이즈 혹은 HIV 감염자의 치료법으로써 인가되고 있다.

치료약의 인가까지는 여러 가지 임상 실험을 실시해서 일반적으로 의약품이 안전하고 효과적이라고 실증되어야 한다. 유감스럽게 그런 실험은 복잡하고 고액이며 또한 곤란하게도 완료까지 몇 년이나 걸린다. HIV 감염자는 그때까지 살 수 없을지도 모른다. 만일 실험약의 투약을 받고 싶은 경우는 확답이 나와 있지 않은 의문점을 잘 생각한 후에 결단할 필요가 있다.

□ 여러 가지 투약 요법

기회주의 감염증과 악성 종양의 치료약에 덧붙여서 현재 크게 나누어 2종류의 약이 HIV 감염의 사람들에게 치험약으로써 사용되고 있다. 즉 항바이러스제와 면역조정제이다.

또한 이 양쪽에 속하는 약제도 있다.

항바이러스제는 HIV 감염의 증상에 작용하는 것이 아니고 직접 HIV나 그 밖의 바이러스를 공격한다.

어떤 항바이러스제는 HIV가 포스트(숙주) 세포에 침입하는 것을 막는다고 생각되고 있고 다른 항바이러스제는 바이러스가 포스트 세포에 들어간 후 바이러스 유전물질의 증식을 저지한다.

또한 바이러스의 제조, 조립 혹은 신규 바이러스 입자의 방출을 저지하는 항바이러스제도 있다. 메카니즘은 불명이지만 시험관내에서 HIV에 효과를 나타내는 항바이러스제도 많이 확인되고 있다.

AZT에 덧붙여서 현재 연구중인 유망한 항바이러스제에는 다음과 같은 것이 있다. DDI(다이디옥시이노신), DDC(다이디옥시시티진), CD4-엑소톡신, GLQ 223, 또한 프로테아제(단백질 분해효소) 저해제 등 실험실에서 갓 나온 신종의 약제도 있다.

특히 DDI는 AZT 이상의 효과가 있다고 주목되고 있으며 부작용도 적다.

항바이러스제는 HIV의 증식을 억제하지만 한편 면역조정례는 면역기구의 보정을 돕거나 기능의 활성화를 촉진하거나 한다.

면역조절제에는 다음과 같은 것이 있다.

앰플리겐, GM-CSF(과립성 백혈구-마크로파지 콜로니 자극인자), 임티올(DTC 혹은 지시오지칼바민 산기), 임레그1, 저량 알파 인터페론, 인터로이킨2 등등. 이것들은 AZT 등 항바이러스제의 작용을 보충한다고 간주되고 있다.

□ 특효약 AZT란 어떤 약인가

아지드티미진(AZT, 지드부진, ZDV 혹은 레트로빌이라고도 불린다)은 항바이러스제이다. AZT는 바이러스의 DNA 합성을 방해하는 작용을 한다고 생각되고 있다. 조금 어려워지지만 자세히 말하자면 바이러스의 유전자 RNA부터 DNA를 합성할 때에 필요한 역전사효소의 작용을 방해하는 것이다. 이 때문에 바이러스의 유전 정보는 불완전해진다. 그 결과 바이러스의 증식이 억제되어 면역에 중요한 헤르파 T세포가 늘어나는 것이다.

AZT는 기회주의 감염증의 발생을 줄이고 에이즈 감염자의 수명을 늘려서 보다 좋은 상태를 주는 사실이 반복해서 실증되었기 때문에 바야흐로 전문가들은 이것을 용인하고 있다.

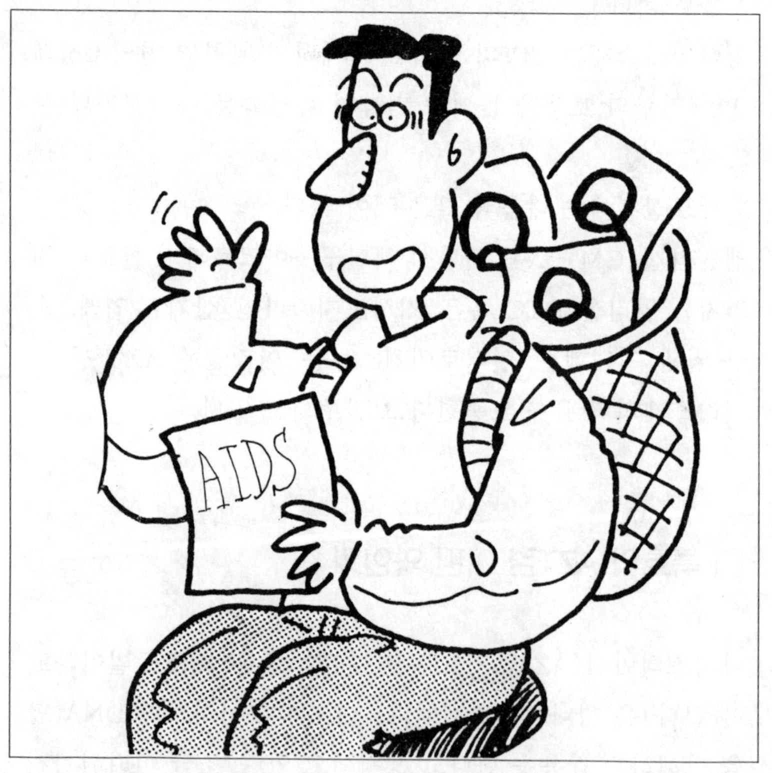

또한 오랫 동안 연구자들은 소량의 AZT는 에이즈의 증상을 보이고 있지 않는 HIV 감염자에게도 유효하다고 생각하고 있

었지만 1985년 여름, 2가지의 대규모적인 연구에 의해 T4 세포치가 500 이하의 HIV 감염자에게는 소량의 ACT를 투여하면 좋은 결과가 나타나는 사실이 확인되었다.

많은 환자, 특히 중증의 면역부전환자는 그때까지 하루에 1500mg을 섭취하고 있어 심한 부작용에 시달리고 있었다. 그것은 주로 빈혈, 백혈구치의 저하 등 골수(조혈 조성) 기능의 저하이며 그 외에 두통, 경련 등 신경 증상의 부작용도 일어나고 있었다.

AZT를 그만두거나 투약량을 줄이거나 적혈구 생산을 조절하는 에리스로포이에틴(EPO)라고 하는 약제를 사용하거나 혹은 수혈을 하면 부작용은 가라앉았지만 1989년이 되어 AZT의 1일 투약량은 500mg이라도 종래의 다량투약과 같은 효과가 있음이 실증되었다.

이 경우, 위험한 부작용은 거의 일어나지 않았다. 현재는 에이즈 및 T4 세포치 500 이하의 HIV 감염자는 AZT의 소량의 투약을 받게 되어 있다.

그런데 양은 줄어들었지만 AZT는 아직도 매우 고가의 약품으로 연간 3000~4000달러나 든다. 보험에 따라서는 메디케이드와 같이 AZT의 비용을 커버하는 것도 있지만 메디케이드에 넣지 않고 AZT의 지불 능력이 없는 사람을 위해서는 특별 보장 제도를 마련하고 있는 주도 있다.

다시 한번 반복하자. HIV 감염자의 T4 세포치가 500 이하로 떨어지면 의사는 소량 AZT 투여를 시작하도록 공중위생국은 권고하고 있다.

  장래는 T4치가 500 이상의 HIV 감염자도 AZT 투여를 받게 되기를 많은 연구자는 희망하고 있지만 이 경우의 유효성은 아직 증명되고 있지 않는 것이 현상이다.

□ 임상치료의 받는 법

  에이즈의 진행을 저지하기 위해서 많은 약제의 연구와 시험이 이루어지고 있다.

  여기에서는 임상치험의 현상과 실험약 입수의 가능성에 대해서 소개하자. HIV 감염자 중에는 임상치험이나 수입약제의 피험자가 되거나 에이즈 치료 지원단체의 멤버가 되어 실험요법을 받고 있는 사람도 있기 때문에 그런 사람들로부터 이야기를 듣는 것도 도움이 될 것이다.

□ 2중 맹검방식

  신약의 안전성과 유효성은 2중맹검방식이라고 하는 임상 치료 실험에 의해 과학적으로 증명된다. 2중맹검방식이란 실험 중은 피험자도 실험자도 그 구조를 모르는 방식을 말한다.

  이 실험에서는 피험자는 두 그룹으로 나눠진다. 한쪽 그룹은 실험약을 받고 컨트롤 그룹이라고 불리는 또 한쪽의 그룹은 실험약을 받지 않는다.

이 컨트롤 그룹에는 때로는 플라시보라고 하는 불활성 위약이나 이미 성질을 알고 있는 약제가 투여되는 경우도 있다.

실험 대상의 약제가 피험자에게 유효한지 어떤지 보기 위해서 2중맹검방식은 필요하지만 이미 어떤 약제가 그 질환에 대해서 안전하고 유효하다고 증명되고 있으면 그것을 컨트롤 그룹에게 줌으로써 질환용의 실험약을 그것과 비교하면서 실험할 수 있기 때문이다. 이것을 '포지티브 컨트롤'이라고 부른다.

2중맹검방식에서는 피험자도 실험자도 어느 환자가 실험약을 어느 환자가 다른 약제를 투여받고 있는지 모르게 되어 있다. 실험자가 컨트롤 그룹인지 혹은 다른 그룹인지 환자를 식별할 수 있으면 무의식으로 결과를 바람직한 방향으로 왜곡할 우려가 있기 때문이다.

그런데 에이즈와 HIV 감염의 임상약제 실험의 피험자를 희망하고 있는 사람은 우선 다음의 질문 사항에서 당신이 받으려고 하고 있는 실험을 체크해 보기 바란다.

*실험자를 알고 있는가? 실험자는 일류 연구소에 소속해 있는가. 고명한 이사회가 있는 조직인가, 에이즈 환자와 게이 단체 사이에서 호평을 얻고 있는가?

*컨트롤 그룹의 증상이 실험약 투여 그룹보다 훨씬 나빠졌을 경우 실험자는 2중맹식을 그만둘까(그만두는 이유는 컨트롤 그룹의 치료를 하기 위해서이다)? 이 항목이 인폼드 컨센트(미리 의사로부터 충분한 설명이 있고 환자의 동의를 얻는 것)에 포함되어 있는지 어떤지 계약전에 조사할 필요가 있다.

*가령 부작용이 있어도 예기하는 의료 효과가 우선되는가?

*실험자는 환자에게 실험약 이외의 치료법이나 약제의 섭취를 허가하는가?

*프라이버시는 지켜지는가?

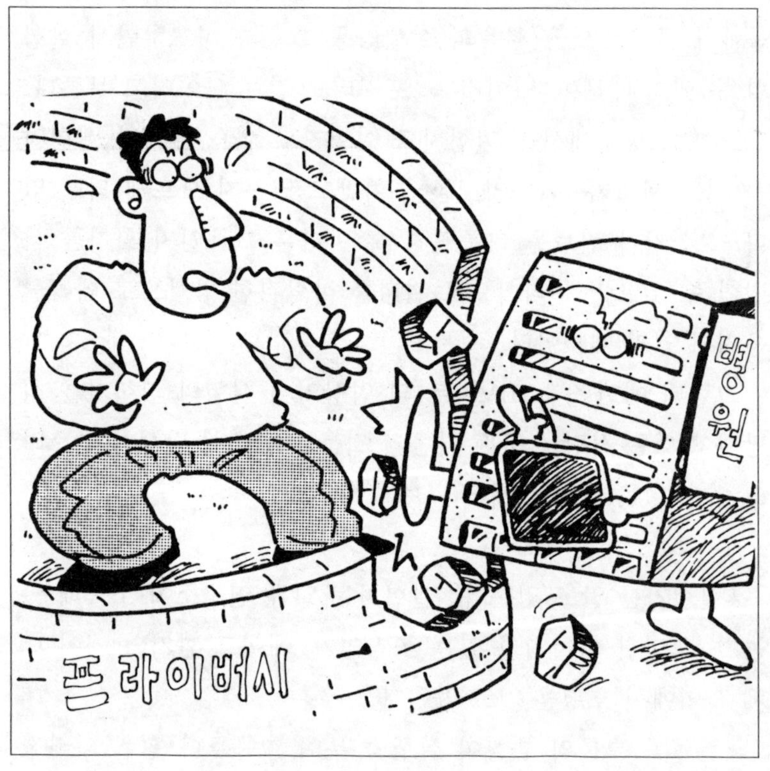

*실험후도 약제 투여는 계속되는가? 그 경우 비용은 얼마 드는가?

*피험자는 실험중 카운셀링이나 혹은 뭔가 정신적 원조를 받을 수 있는가?

＊실험약 투여 이외의 은혜가 있는가(예를 들면 특별의료나 무료검사)?

＊환자는 자기에 관한 모든 의료 데이타를 볼 수 있는가? 일반 공개되지 않은 검진이나 예후 검사를 받을 수 있는가?

약제의 피험희망자에게는 자격이 필요하고 여러 가지 의학적 인구학적 조건에 적합하지 않으면 채용되지 않도록 되어 있다.

예를 들면, 에이즈 환자만을 피험자로 하는 실험도 있지만 가벼운 증상의 사람만을 피험자로 하는 실험도 있다. 여성과 아동을 제외하는 실험도 있다. 그리고 많은 실험은 분명히 정주약물사용자의 제외를 명기하고 있다.

□ 시험약을 손에 넣는 방법

채용기준에 맞지 않는가, 혹은 멀리 살고 있는 등의 이유로 임상 실험을 받을 수 없는 경우에는 '2차 이용'이라고 하는 프로그램으로 약을 손에 넣을 수 있을지도 모른다. 보통은 항바이러스제를 입수할 수 없는 사람이 대세 이 2차 이용 프로그램을 이용해서 DDI(다이디옥시노신)을 입수하고 있다.

또한 특별 기준에 적합한 사람들 — 보통은 중병환자— 는 때로는 아직 인가되어 있지 않은 약제를 '특별사용' 및 '치료용의 치험약(IND)' 실험계획안(프로토콜)이라고 하는 명목으로 제약회사로부터 입수할 수 있는 경우가 있다.

이 프로그램에 포함되는 약제는 몇 가지 있고 보통은 무료이다. 자세한 사항은 의사에게 문의하면 좋다.

□ 해외로부터 입수할 수 있는 약

나라에 따라서 규칙이나 인가 제도가 다르기 때문에 약제 중에는 최초로 미국 이외의 나라에서 시장에 출하되는 것이 있다. 특히 기회주의 감염증의 예방약이나 치료약에는 이 경우가 많다.

예를 들면 풀코나졸은 유럽에서는 일찍부터 진균 감염증의 치료용으로 시판되고 있었지만 미국에서는 1990년 초두에 겨우 인가되었다. 또한, 비영리 구매자 클럽 및 에이즈 치료활동 그룹의 노력으로 에이즈 환자를 위해 해외로부터 약간 수입된 약제도 있다.

또한 에이즈 치료활동 그룹은 식품의약품국이 인가한 몇 가지의 약제를 미국 국내의 판매가격보다 저가격으로 수입하고 있다. 자세히 알고 싶은 사람은 뉴욕시의 PWA 보건 그룹 혹은 샌프란시스코의 프로젝트 인폼에 문의해 주기 바란다.

□ 복수의 약제를 섭취하면 위험?

많은 HIV 감염자는 한번에 수종의 약을, 가끔 의사도 모르는 조합으로 섭취하는 경우가 있다. HIV 감염과 그 복잡한 증상을 치료하기 위해서는 몇 종류인가의 약을 동시에 섭취할 필요가 있기 때문이다.

복잡한 증상이란 즉, T4세포의 감소, 카리니폐렴이나 다른 기회주의 감염증에 감염하기 쉬운 것, 신경장해, 장내 점막장해 등이다. 그렇지만 단독 섭취에 있어서도 혼합 섭취에 있어서도 의약품의 안전성과 유효성은 임상 실험에 의해 처음 실증된다.

약제 혼합 섭취의 실험이 끝나 있지 않으면 사용에는 항상 위험이 따르는 점을 잊어서는 안 된다.

AZT와 다른 약제와의 병용 요법은 AZT 단독의 경우보다 효과적인 가능성이 있다. 이것을 실증하기 위해서 다음과 같은 의약품의 연구가 현재 진행중이다. 아시크로빌(조비락스), 알파 인터페론, 과립성 백혈구 ——마크로파지 코로니자극인자(GM—CSF). 단, 단독으로 사용하면 안전하고 효과적인 의약품이 다른 의약품과 혼합으로 사용하면 효과가 없거나 부작용을 일으키는 경우가 있다.

따라서, 만일 의약품을 혼합해서 이용할 경우는 반드시 의사에게 상담해 주기 바란다.

□ 시험약에 거는 기준

대규모의 임상 실험에서 안전성이 실증되고 있지 않는 의약품을 섭취하는 것은 일종의 도박이라고 해도 좋다. 어떤 의약품에도 부작용을 일으킬 가능성이 있다.

특히 면역부전의 사람은 그 위험성이 높다. 그러나 HIV 감염증의 예후 증상의 심각함을 우려해서 미실험약(유효하지 않은 경우가 많다)의 리스크에 내기하는 사람이 있다. 문제는 복잡하다.

이런 의약품들의 유효성에 대한 명쾌한 답은 아직 아무데도 없다. 따라서 HIV 치료에 대한 안전성 또는 유효성이 실증되어 있지 않는 의약품을 사용해야 할지 어떨지 결정하는 경우에는 다음 점을 참고로 해 주기 바란다.

*이 약제가 에이즈 또는 HIV 감염증에 유효하다고 생각하는 이론적 근거가 있는가? 시험관 실험결과는 유망했는가?

*임상의는 일련의 구체적인 증거를 내고 있는가? 에이즈 치료운동에 참가하고 있는 HIV 감염자들은 이 약제의 사용을 지지하고 있는가?

*그 약제에 부작용이 인정되는가? 독성은 있는가? HIV 예방에 유효하다고 하는 근거가 그 약제를 다른 치료에 사용한 결과에 근거하고 있는 것도 있다. 식품의 약품국이 다른 목적으로 인가한 약제가 HIV 감염증의 치료요법에 사용되는 경우도 있다.

*그 약제는 당신이 현재 받고 있는 유효한 요법에 장해가 될까?

이 점은 단골 의사에게 물어 볼 것.

의사는 인가되어 있지 않은 약제를 권할 수 없지만 환자가 화제로 삼으면 유효성에 대해서 의견을 서술할 수 있다.

유감스럽게 HIV 미감염증의 치료법은 하나의 '마법의 약'의 발견으로 비약적으로 발전하는 것은 아니다. 그것은 작은 발견을 거듭해서 조금씩 진보하는 것이다.

따라서 에이즈 특효약 등이라고 해서 약을 팔려고 하는 사람이 있다면 요주의다. 중병을 갖고 있는 사람은 자칫 사기에 걸리기 쉽다. 어떤 마법을 권유받아도, 권유하고 있는 사람이 그것으로 이익을 얻으려고 하는 사람뿐이라면 의심해 볼 일이다.

지금까지도 이런 종류의 사기가 여러 가지 보고되고 있다.

□ 약제 연구의 장래

유럽이나 아시아에서 이미 판매되고 있는 유망한 약제의 심사나 정부 인가가 미국에서는 왜 늦어지고 있을까? 그 이유로써 새약 시판에 관계되는 매우 엄격한 규제를 들 수 있다.

우선 첫째로 연방정부의 신약인가 절차가 있다. 의약품의 사용을 규제하고 있는 것은 미국 식품의약품국(FDA)에서 위험 또는 불필요한 의료로부터 국민을 지키는 것을 목적으로 하고 있어 약제의 리서치는 실시하고 있지 않다.

약제의 발견, 개발, 시험은 민간 제약 회사가 실시하고 있어, 조직적으로 조정되고 있지 않는 것이 현상이다. 신약개발비는

팽대하고 식품의약품국의 인가 절차는 복잡하고 ——라고 하는 이유로 아무리 유망한 치료법이라도 인가에 시간이 걸려 버려서 환자에게 닿기까지에는 긴 세월이 걸려 버린다. 게다가 제약 회사는 특허권을 딸 수 있을 것 같지도 않은 약이나 시장이 좁은 약은 매상고가 개발비와 맞지 않다고 생각하고 그런 약제의 연구나 개발을 주저한다.

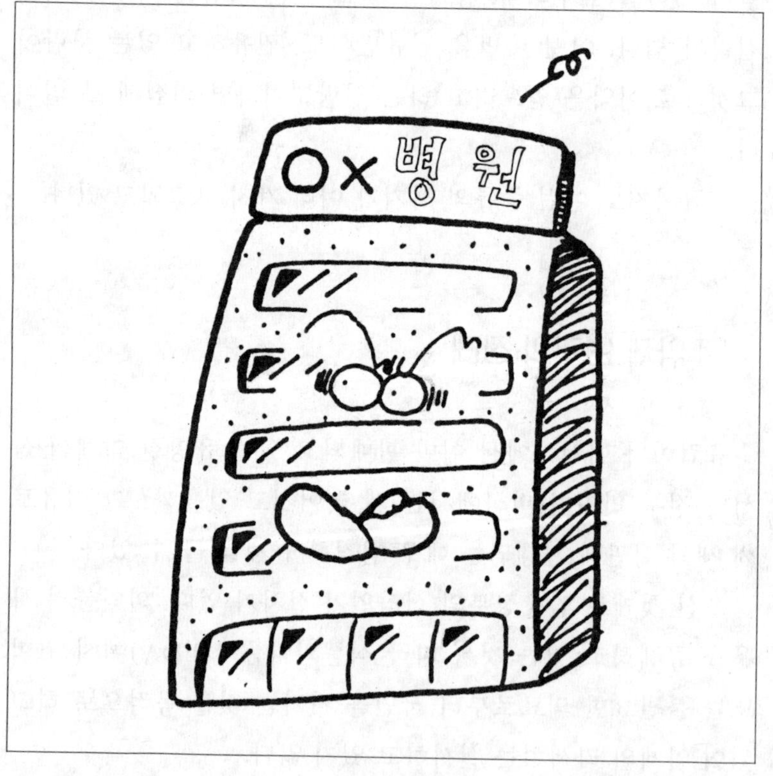

한편, 정부의 의약품 연구기관은 자금부족과 리더쉽의 결여로부터 연구가 원활치 않다…….

그렇지만, 비관 재료뿐 아니다. 근년, 유망한 요법 연구가 대병원, 제약회사, 국립위생연구소 이외의 장소에서는 활발해지고 있다. 에이즈의 영향을 가장 많이 받고 있는 커뮤니티가 적극적으로 제약 연구를 지원하고 있어 장래 신약 개발에 공헌할 것으로 기대되고 있다. 이런 연구들은 '커뮤니티 연구 프로젝트'라고 불려서 학회에서 고명한 에이즈 연구자나 임상의를 모아서 외환약제 실험을 하고 있다.

□ 불안 해소의 방법

HIV 감염자나 리스크를 가진 사람들은 불안을 갖고 우울 상태에 빠져서 신체적, 심리적 고통에 시달리고 있다. 실제 이 병은 많은 미국인의 사교생활과 성생활에 일대 변화를 초래하게 되었다.

가벼운 신체적 증상, 예를 들면 가끔 설사를 하거나 좀 멍이 들거나 가벼운 기침을 하거나 해도 이상하게 걱정하게 되면 가능한 한 좋은 의료를 받고, 가능한 한 지나치게 걱정하지 않는 것이 중요하다. 그 때, 자세한 질문을 하거나 가벼운 증상을 호소하거나 하면 초조해 하는 것 같은 의사는 바람직하지 않다.

환자를 안심시키고 교육하는 것도 의사의 일의 일부이다. 그렇게 생각하는 것 같은 의사를 찾아 내야 한다.

또한 자신과 같은 불안을 안고 있는 다른 사람들과 의논해 보는 것도 좋을 것이다.

에이즈 문제를 둘러싸고 사람에 따라서는 다음과 같은 심각한 심리적 징후가 나타나는 경우가 있다.

*끊임없이 슬프다, 혹은 절망적인 기분이 든다.

*극도로 신경질적이 되거나 초조해하거나 한다.

*불안의 발작이나 패닉에 빠진다.

*병이나 신체적 증상에 구애된다.

*음주량이나 약품의 사용이 증가한다.

*불면이 계속된다.

*집중할 수 없다, 권태감, 무기력감이 으례 따른다.

*직장이나 가정에서 잘 지낼 수 없다.

*사교 생활이나 성생활을 즐길 수 없다.

*필요한 의료를 피한다.

*자살을 생각한다.

이런 증상이 계속되면 꼭 심리 카운셀링을 받아 주기 바란다. 기분이 달라져 변하거나 자살을 하지 않을까 하는 걱정으로 견딜 수 없을 때는 그 지방의 병원에 가서 정신과의의 진료를 청해야 한다.

HIV 감염 리스크가 별로 없어도 에이즈를 걱정하는 사람은 많이 있다. HIV 감염증의 실태를 알고 리스크 경감을 실행하면 걱정은 적어질 것이다.

너무 불안한 마음이 계속되는 것 같으면 원인은 다른 정서 문제에 있을지도 모르므로 심리 카운셀링을 받는 편이 좋다고 생각한다.

제 7 장

프라이버시를 지키는 법

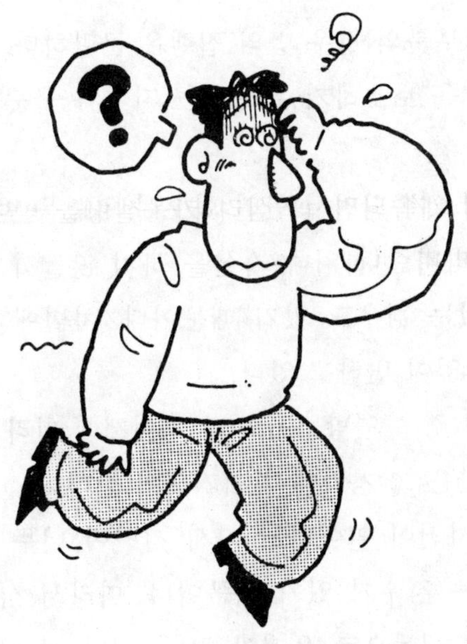

□ 슬픈 차별과 프라이버시의 실태

HIV 감염자 혹은 감염자라고 간주되고 있는 사람들이나 에이즈 환자에 대한 혐오와 차별은 바야흐로 전국적으로 심각한 문제가 되고 있다. 에이즈로 시달리고 있는 사람들은 사회의 편견에 노출되어 인정없는 사람들 —— 특히 감염의 형태를 오해하고 일상적 접촉으로 감염하는 게 아닐까 라고 두려워하고 있는 사람들 —— 로부터 배척당해서 직장을 잃거나 이사가지 않을 수 없게 되거나 하고 있다.

또한 최근 동성애 남녀에 대한 폭력 행위가 여기 저기에서 급증하고 있다. 에이즈 환자나 HIV 감염자를 차별하는 것은 위법이지만 대부분의 경우 법의 집행은 곤란하다.

따라서 인권을 보호하기 위해서는 지식과 꾸준한 노력이 필요할 것이다.

당신이 에이즈에 걸려서 만일 혐오나 차별을 받는다면 원조를 요청해 주기 바란다.

구제책이 있는 경우도 있기 때문이다. 차별에 대한 법률은 복잡하고 끊임없이 변하고 있다.

또한 미국의 경우 연방, 주, 지방 자치제에 따라 법률은 다종 다양하다. 불만은 그 자리에서 제기해야 한다.

법에 따라 사건이 일어나고 나서 시간이 너무 지나면 제기가 무효가 되는 경우가 있기 때문이다. 따라서 사건이 있으면 수주일 이내에 행동으로 옮겨야 한다. 이하 이 책에서는 중요한 포인트만을 기술해 두자.

□ 고용, 주택, 학교에서

에이즈 환자를 차별로부터 지키는 주요한 법률은 1973년 제정의 미국 연방 갱생법 504항이다. 법률학자는 이 법률을 다음과 같이 설명하고 있다.

주, 지방, 연방폐질차별법에 짜넣어진 기본적 원칙은 폐질이 없으면 특정 직업 기능을 수행할 수 있는 사람, 혹은 그 자격이 있는 사람은 신체적 폐질을 갖는다고 하는 이유만으로 고용을 거부하거나 다른 취급을 하거나, 해고를 해서는 안 된다고 주장하고 있다.

단, 어느 개인을 고용했을 때 고객과 종업원의 건강 및 안전이 직접 위험에 노출되는 경우에는 고용자는 그 개인의 고용을 거부할 수 있다. 혹은 폐질에 의해 전혀 일을 할 수 없는 개인의 고용을 거부할 수 있다.

그러나 동시에 고용자는 자격이 있는 장해자의 핸디캡을 보충하는 것 같은 조치를 강구할 의무를 지는 것이다.

미국 최고재판소는 피고용자가 다른 종업원을 위험에 노출시키지 않는다고 하는 납득이 가는 의료적 판단이 내려지는 경우는 이 법률을 전염병 환자에게도 적용할 수 있다고 했다. 이것에 의해 동법률은 에이즈 또는 HIV 감염자에 적용되게 되었다.

그러나 이 미국연방갱생법 504항에 의해 인권을 지킬 수 있는 것은 일부의 사람들, 즉 연방 정부와 정부 보조금을 받는 기관에서 일하는 사람들뿐이었다. 그래서 1990년에 상원은 국민 폐질법(ADA)을 통과시켰다.

ADA는 갱생법 504항의 규정을 확대해서 보다 광범위한 피고용자 그룹을 커버하려고 하는 것이지만 이 법안은 의회통과 후 2년이 지나야 발효한다. 발효하면 25명 이상의 종업원을 가진 고용자는 그 적용범위에 포함되게 된다.

또한 ADA는 1964년의 민권법 제6장의 규정을 확대해서 폐질자에 대한 적용을 인정하는 예정으로(명령적 구제 및 소급 지불을 포함한다), HIV 감염자에 대한 적용도 조문 중에 특기하게 될 것이다.

HIV 항체 검사는 직장에 따라서는 허가되고 있지 않다. 검사를 이용해서 폐질자를 검출하는 것은 갱생법 504항에서 확실히 금지되고 있기 때문이다.

고용자 중에는 HIV 감염자의 의료비가 종업원 수당 코스트를 밀어 올려서 사업에 경제적 가중 부담을 지게 한다고 주장해서 감염 종업원의 해고를 정당화하려고 한 사람도 있었다. 재판소가 이 종류의 소송을 각하한 사례는 몇 가지 있다.

□ 고용차별에 대한 보호정책

미국의 국민폐질법(ADA)이 발효할 때까지는 만일 에이즈 환자로서 차별을 받아도 주와 지방자치체법의 보호밖에 요구할 수 없다.

지금까지 40주가 폐질자의 고용 차별을 금하고 있으며 최근에는 다른 주에서도 이런 법률을 강화하고 있다. 법률은 주마다 다르다.

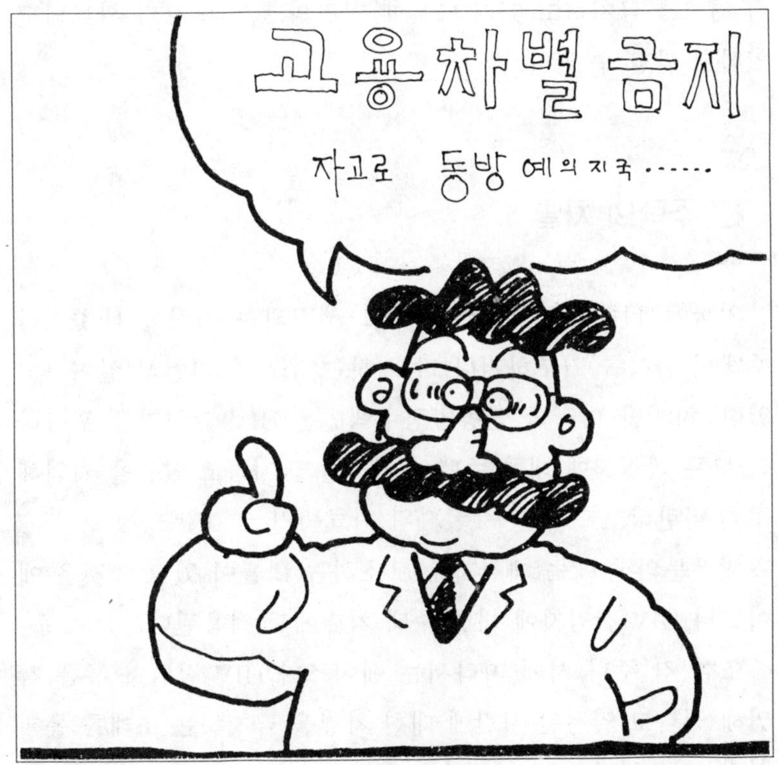

예를 들면 공공기관의 종업원, 혹은 16명 이상의 종업원을 두는 조직에만 고용 차별의 금지를 적용하는 법률도 있지만 전염병을 가진 종업원을 적용대상 외로 하는 법률도 있다.

또한 폐질자라고 '인정되었다'고 할 뿐으로 적용대상으로부터 제외되는 법률도 있다. 그렇지만 최근의 법률은 실제의 에이즈 또는 HIV 감염자 혹은 에이즈 또는 HIV 감염이라고 '인정된 사람'을 보호하는 경향에 있다.

단, 조합원의 경우는 단체 교섭계약에 의해 피고용자의 일방적 해고를 금지하고 있기 때문에 인권의 보호는 보다 확보되고 있다고 말할 수 있다.

□ 주택의 차별

외국에서는 에이즈에 걸렸다고 생각되는 사람을 내쫓거나 주택의 판매를 거부하거나 라고 하는 문제가 빈번히 일어나고 있다. 하지만 미국의 연방공정주택법은 HIV 감염자를 포함하는 모든 폐질자에 대한 주택의 차별을 금지하고 있음을 기억해 두기 바란다.

대부분의 주에는 폐질자를 보호하는 법률이 있고 그것은 에이즈나 HIV 감염자에 대한 주택 차별에도 적용된다.

또한 각 주나 시에 따라서는 에이즈나 HIV 감염자 혹은 감염해 있다고 인정된 사람에 대한 차별을 금지하는 조례를 통과시킨 곳도 있다.

□ 학교에서의 차별

미국의 국립방역센터(CDC)는 에이즈를 가진 학령아동의 통학은 허가해야 한다고 권고하고 있다. 또한 전미주 교육위원회협회에서는 학교에 있어서 HIV 감염의 가이드 라인을 정했다.

이 가이드 라인에 따르면 교실 또는 직장에 나갈 수 있는 HIV 감염의 학생, 교사, 직원은 배척당하거나 차별을 받아서는 안 된다고 되어 있다.

유일한 예외는 HIV 감염의 어른이나 아이가 결핵 등 2차 감염증을 앓아 공중위생법의 집행을 필요로 하는 경우 뿐이다.

그러나 이런 권고에도 불구하고 적어도 10주에서 HIV 감염증의 아이의 통학이 금지되어 버렸다. 통학을 금지당한 아이의 보호는 고용의 경우와 마찬가지로 갱생법 504항, 연방전장해 아동교육법 및 주와 자치체법에 규정되어 있다. 장래 국민폐질법은 HIV 감염아동에 대한 보호도 강화하게 될 것이다.

□ 공공시설에서의 차별

미국의 경우 다음과 같은 설비의 이용에 대해서 현재 에이즈 환자에 대한 차별이 일어나고 있다 혹은 장래 일어난다고 걱정되고 있다. 즉 주택, 교육, 공공시설(극장, 레스토랑, 이용실, 도서관, 짐, 수영장, 상점, 기타), 크레디트, 의료시설(특히 치과진료소), 전문간호설비 등이다.

연방법은 아직 모든 상황하에서의 모든 개인의 권리를 보장하고 있지 않기 때문에 차별을 받는 사람은 주법에 의한 보장을 요구해야 한다. 많은 주는 최근 주택 보험에서의 차별, 의료 시설이나 공공시설면에서의 차별을 금지하는 법률을 강화했다. 또한 국민폐질법도 공공시설의 이용면에서의 에이즈 및 HIV 감염자를 포함하는 폐질자의 차별을 금지했다.

유감스런 일이지만 에이즈 질환에 대한 치과의 및 의사의 진료소에 있어서 차별이 확대되고 있는 것이 현재의 상황이다. 이것에 대해 각 주나 시의 차별위반 단속당국의 대부분은 치과의나 의사의 진료소를 공공 시설로 간주하고 에이즈 환자의 권리를 지키려고 하고 있다.

에이즈 환자에 대한 여러 가지 형태의 차별을 금지하는 법률은 있지만 실제로는 에이즈 관련의 차별은 늘어나는 경향이다. 에이즈 환자를 변호해 주는 유능한 변호사를 찾는 것은 어렵고, 신속히 처신해서 유리한 재판으로 만드는 것은 한층 곤란하다.

따라서 에이즈 환자는 시담으로 적은 돈을 얻어 문제를 해결하는 경우가 많다. 재판까지 가져 가서 장래 차별을 줄이는 것 같은 법적 선례를 만들 수 없다.

□ 프라이버시를 지키자

지금의 미국에 있어서는 만일 당신이 에이즈나 HIV에 감염해 있으면 차별을 받을 가능성이 있는 정부기관, 단체, 고용자,

개인 등에게 그것을 받지 않는 것이 중요할 것이다.

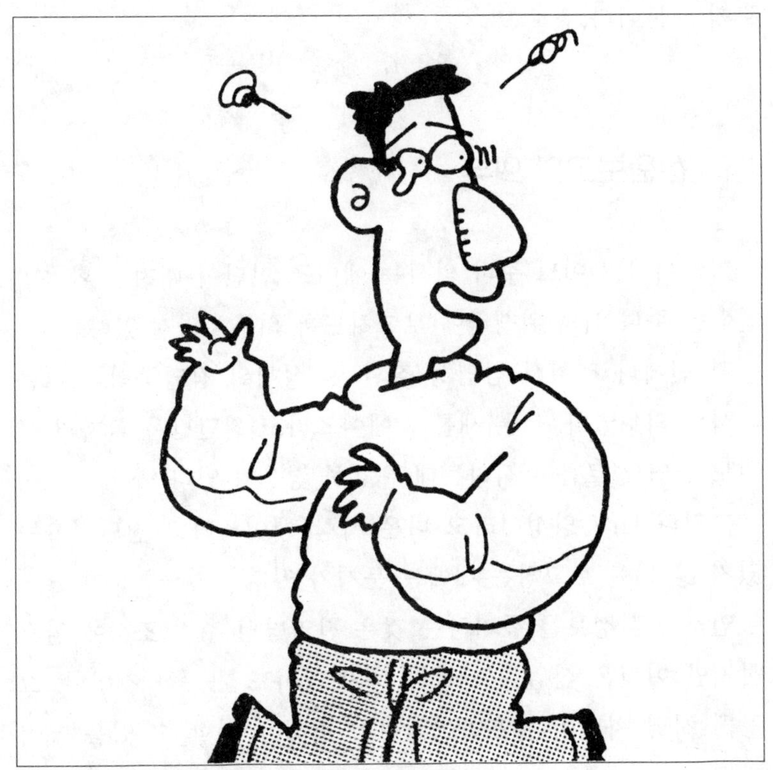

　단, 의료나 보험의 급부, 폐질자에 대한 급부금의 지불을 받을 때는 별도이지만. 또한 당신이 감염하고 있는 사실이 단골 의사의 진단서에 기입되는 경우가 있지만 진단서의 프라이버시 보호를 위한 법률이나 규정은 매우 복잡하고 주마다 다르다. 게다가 끊임없이 변화하고 있다. 가능하면 HIV 관련 질환은 모두 진단서로부터 삭제하는 편이 좋다. 그리고 HIV 항체 검사는 부디 익명으로 받을 것. 본명으로 검사를 받으면 —— 익명조차 —— 장래 모르는 사이에 어디에서 이것이 공개될지 모르기 때문이다.

□ 신원보고의 의무

미국에서는 어느 주나 의사는 에이즈 진단이 내려진 환자의 신원을 주나 시의 위생국에 보고하도록 의무지워져 있다.

몇 년에나 걸쳐서 감염성 질환 및 성행위 감염증의 보고는 의사의 의무였다. 물론 새롭게 에이즈라고 진단받은 환자의 신원도 감염 경로를 추적하는데 유효한 경우가 있다.

그러나 HIV 양성이라고 나온 사람(에이즈라고 진단되고는 있지 않다)을 보고하는 데에는 문제가 있다.

인구학적 정보를 통지하는 것은 전염병의 추적 조사에 필요하지만 이것은 신원을 확실히 하지 않아도 가능한 것이다. 그렇게 하면 차별이나 프라이버시의 침해는 피할 수 있을 것이다.

현재 41주와 콜롬비아 특별구에서는 어떤 종류의 익명 검사가 가능하다.

당신도 자신이 살고 있는 지역의 법률을 조사하고 가능하면 익명 검사를 받으면 좋다. 주법은 끊임없이 개정되고 있으며 이름을 공개하는 주라도 얼마간의 익명 검사를 받을 수 있는 경우가 있다.

단, 다음의 9주에서는 HIV 감염자 이름의 공개가 규정되어 있다. 즉, 알래스카, 알라바마, 콜로라도, 아이아호, 미네소타, 노스다코타, 사우스다코타, 사우스캐롤라이나, 버지니아주다. 이 주에서는 항체 검사의 결과를 알리지 않도록 많은 사람이 가짜 이름을 사용한다. 그러나 도저히 신원을 숨길 수 없는 주도 있다.

공중위생전문가 중에는 잇달아 여러 가지 의료검사가 있기 때문에 본명의 보고가 없으면 곤란하다고 하는 사람도 있다. 한편에서는 보고의 의무탓으로 검사와 조기 치료가 곤란해지고 있는 경우도 있다.

또한 주에 따라서도 현상은 여러 가지다. 예를 들면 오레곤주에서는 익명 방식이 되고 나서 검사를 받는 사람이 늘어나고 있다.

일반적으로 HIV 감염률이 아직 낮거나 중정도의 주에서는 이름을 보고시키는 경향이 강해지고 있고 HIV 감염률이 높은 주에서는 어느 정도의 익명 검사를 유지하고 있다.

또한 몇 주에서는 본명의 보고를 의무짓기 전에 차별반대법을 강화하려고 하고 있다.

□ 의사와 신뢰관계를 구축할 것

자신이 절대 프라이버시를 지키고 싶다고 생각하고 있는 사실을 우선 의사에게 전달하는 것이 중요하다. 의사는 때로는 서로 용납되지 않는 2가지의 원칙을 지켜야 한다.

그것은 '프라이버시를 지키는 의무'와 '경고를 할 의무'이다. 경고를 할 의무는 리스크에 노출되어 있는 사람, 즉 HIV 감염자의 성적 파트너 등에게 알릴 의무이다.

최근의 법률은 HIV 감염의 공개를 대폭으로 의사의 재량에 맡기는 방향에 있다. 즉, 경향으로써 공개를 피하는 의사를 벌하지 않는 것이다.

미국의 대부분의 주법에서는 공중위생법을 순수하면 공중위생국의 허가를 얻지 않고 신원을 공개해도 좋다고 하고 있다. 또한, 어떤 주에서는 HIV 양성을 어느 특정 개인, 즉 치료를 하는 의료 종사자, 장의사, 성적 파트너나 주사바늘 공용자에게 알려도 좋다고 하고 있다.

왜냐하면 의사는 '감염경로 추적조사'를 할 권리가 있기 때문이다. 즉, 의사는 감염자의 동의를 얻지 않고 그 파트너에게 알릴 수 있다. 살고 있는 주에서 적용되고 있는 법률을 그 지방의 에이즈 단체에 문의해 보면 좋다. 물론, 당신 자신이 HIV에 감염한 사실을 지금까지의 성적 파트너들에게 알리고 싶다고 생각할지도 모른다.

의사에게 HIV 감염관계의 정보를 전달할 때 정보를 외부에 누설하지 않도록 부디 다짐해 두는 것이 중요하다.

HIV 항체 검사결과나 T4 세포검사결과 등 기밀적 정보를 의사만이 볼 수 있도록 별파일로 만드는 경우도 있다.

또한, 당신이 진단서에 공개를 문서로 인정하지 않는 한은 의사로서도 그렇게 할 수 없다.

정보공개동의서에 서명을 요구당하는 경우도 있다. 예를 들면, 보험회사가 의료비를 지불하기 전에 정보를 얻어 오는 경우가 그것이다. 이런 때는 공개되는 정보의 내용을 잘 의사에게 확인할 필요가 있다.

□ 병원에서의 프라이버시

병원에서는 곧잘 프라이버시의 침해가 일어난다. 특히 입원한 경우는 많은 사람이 환자의 진단서를 볼 수 있다. 물론, 그것은 '치료팀'의 멤버에 한해서이지만. 그들에게 있어서는 환자에 관한 에이즈나 HIV 감염증의 진단 정보를 아는 것이 적절한 치료를 할 때에 절대로 필요하다.

그러나 병원 종업원은 자기의 건강유지를 위해서 환자가 HIV나 에이즈에 감염해 있는지 어떤지를 알 필요는 없다.

환자의 질환에 관계없이 병원에는 기준이 되는 감염예방절차가 있고 환자는 모두 항상 이것을 따른다. 이것만으로 충분하다. 그런데 병원에서의 프라이버시의 보호는 매우 어렵다.

병원에 따라서는 정기적으로 환자에게 HIV 항체검사를 실시하는 곳이 있지만 가능하면 검사를 받지 않는 쪽을 선택해야 한다.

단, 임상적으로 환자를 진단하기 위해서 검사가 필요하다면 이야기는 별개다. 에이즈 연구의 피험자가 되는 경우, 프라이버시 보호를 위한 특별 규정이 있는지 어떤지 확인하면 좋다.

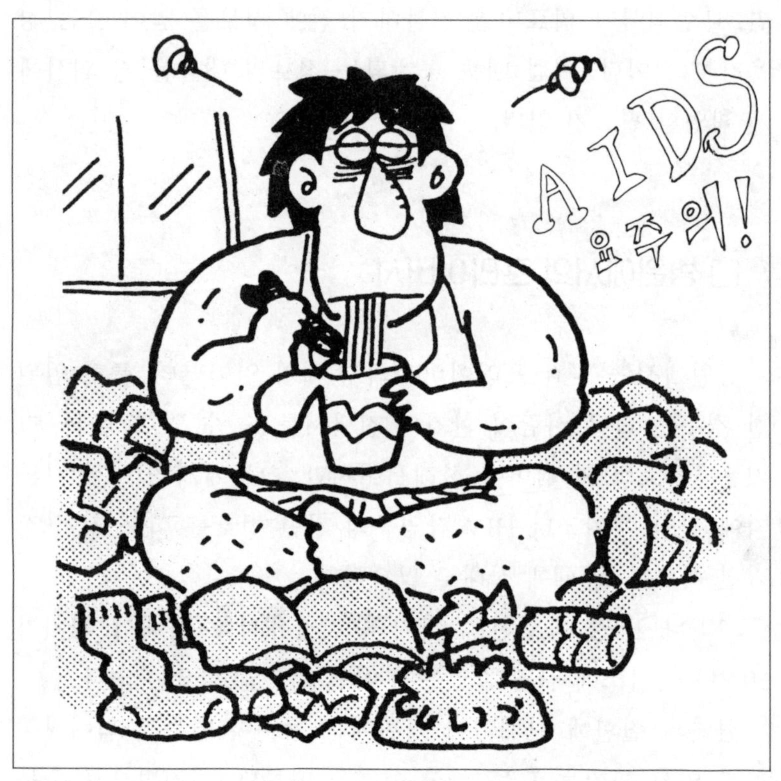

□ 직장 진료소

고용자가 운영하는 진료소는 프라이버시를 충분히 보호하지 않는다. 조합 진료소도 마찬가지다.

따라서 이와 같은 진료소에서의 HIV 항체검사는 피하는 편이 좋을 것이다.

또한 진료소의 의사에게는 항체검사의 결과가 양성이었다고 알리지 않는 편이 좋다. 고용자나 의사에게 HIV 항체검사를 받도록 강제당하면 미국의 경우 연방갱생법 504항과 주나 시의 같은 법률을 구실로 그들을 소송할 수 있게 하고 있다.

□ 재판소

HIV 감염자가 뭔가의 사건으로 재판에 세워져서 배심원 평결이 나올 때까지 유치되는 경우, 전국 재판소에서 불공평한 처치를 받고 있다.

법정이나 교정기관의 담당관이 고무장갑이나 외과의용 마스크 등 '예방구'를 착용한다. 이것은 피고와의 접촉에 의해 HIV에 감염한다고 오해하고 있기 때문일 것이다.

물론 이런 것을 하는 의학적 근거는 아무데도 없고 이런 행위에 의해 피고의 감염상태를 법정에 폭로하게 될지도 모른다. 그것은 프라이버시의 침해로 판사나 배심원에게 피고에 대한 편견을 재촉할 우려도 있다.

□ 외국여행에서의 제한

HIV 감염자에게 얼마간의 여행 제한을 가하고 있는 나라는 지금은 50개국을 넘는다. 우선 학생이나 외국인 노동자 등 장기 체재 여성자에 대해 규정이 적용되고 있다. 또한, 영주권은 그들 대부분의 나라에서 허가하고 있지 않다.

규칙은 다종다양하다. 최신 정보는 방문예정국의 주미 외국 대사관에 문의하면 된다.

여행제한이 가장 엄격한 나라는 불가리아, 칠레, 콜롬비아, 코스타리카, 중화인민공화국, 쿠바, 에콰도르, 독일, 헝가리, 인도, 파키스탄, 필리핀, 사우디아라비아, 일본, 아랍수장국연방, 미국, CIS(구소련)이다. 그렇지만 이렇게 이의를 주장하는 법률학자도 있다.

"HIV 감염에 근거하는 제한은 정당화할 수 없고 HIV 감염의 전파 억제에는 오히려 역효과가 된다고 생각한다. 게다가 예방계획의 장해도 될 것이다."

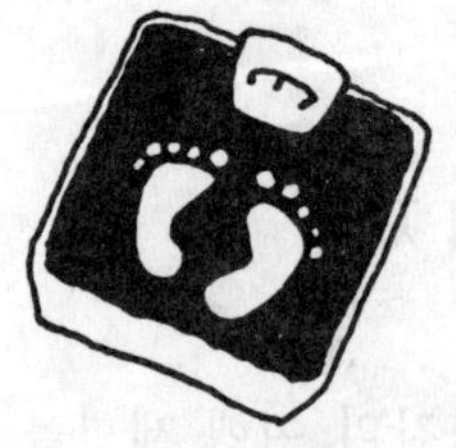

제 8 장

의료보험을 생각해 두자

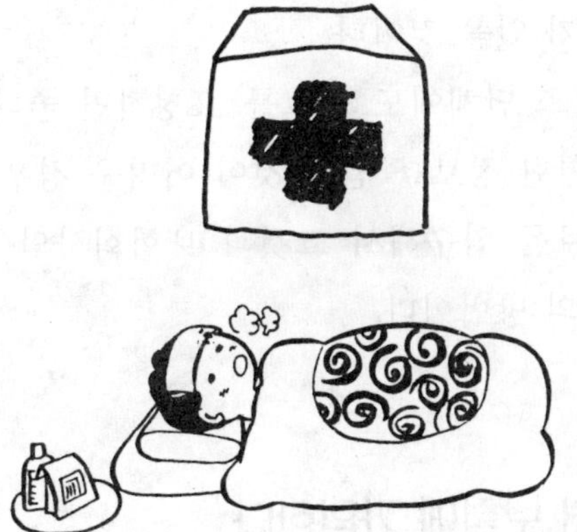

□ 의료 보험

HIV 감염자는 적절한 의료 보험에 가입해 있는 것이 중요하다. 보험에 들어 있지 않으면 팽대한 의료비를 지불해야 하기 때문이다. 미국에는 저소득자층을 위해서 정부지불의 의료보험(메디케이드)이 있지만 이 보험에 의존해야 할 경우는 2류의 의료밖에 받을 수 없다. 의료보험은 신중히 선택할 필요가 있고 의료보험이 끊기지 않도록 주의하는 편이 좋다. 왜냐하면, 에이즈라고 진단받은 후에 의료보험에 가입하는 것은 대부분의 주에서 곤란하기 때문이다.

보험업은 주의 규제를 받는다. 현재 에이즈와 HIV 감염에 관한 규제에 대해서는 법률이 잇달아 변경되고 있다.

때문에 보험에 가입하거나 바꾸거나 하기 전에 우선 자신이 살고 있는 주의 법률을 조사해서 새로운 규제나 보험업무의 지식을 얻을 필요가 있을 것이다.

그 지방 에이즈 단체에도 충고를 요청하면 좋다. 만일 보험회사로부터 정확한 정보를 얻는 것이 어려운 경우는 주보험위원회로부터 정보를 입수해서 그것과 보험회사의 것과 비교해 보는 것도 하나의 방법이다.

□ 회사에서 보험에 가입한다

직장을 통해서 보험에 가입하는 것이 가장 손쉬운 방법이다.

대개의 직장에서는 그룹 보험에 가입할 수 있고 급여의 일부로써 회사가 보험료를 일부 부담하는 곳도 있다.

그룹 보험은 상당히 조건도 엄하지 않고 지불금도 적당한 액수의 것이 많다. 종업원이 25명 이상 있는 회사라면 보통의 보험회사는 의료 문제를 안은 종업원의 가입을 거부하거나 하지 않을 것이다. 즉, '보험적용가능증명'이 필요하지 않다고 하는 것이다.

그러나 보험가입전의 치료비의 지불을 받을 수 있을 때까지는 6개월에서 12개월을 기다려야 한다. 이것은 보험에 발효일 전에 나타난 HIV 감염장해에 대해서도 마찬가지이다.

종업원 25명 이하의 회사는 HIV 감염과 같은 의료 문제를 안은 종업원의 보험을 부담하고 싶어하지 않는 것이 보통이다.

□ 다른 그룹 보험

피고용자가 아닌 사람 혹은 의료보험수당이 있는 직장에서 일하는 사람은 회사 단체 혹은 직접 단체에 들어가서 보험에 가입할 수 있다. 이 경우 부금은 직장 단위의 그룹보험보다 비싸고 시간과 함께 한층 비싸지는 경향에 있다.

□ 개인보험

개인보험(직불 또는 비그룹 보험이라고도 불린다. 이것은 미국의 경우이다)은 굉장히 비싸다. 민간보험회사에는 병에 걸릴 우려가 있는 사람의 보험 가입을 인정할 의무는 없다.

따라서 당신이 에이즈에 걸릴 리스크가 높다고 간주하면 당신의 신청을 거절해 올 것이다.

보험회사에는 보험가입신청자의 HIV 항체검사, T4 세포치, 성병력 또는 B형간염, 그 외 진단서의 정보를 입수하는 법적 권리가 있다. 때로는 신청자의 성경향에 대해서 불법으로 입수한 정보를 사용하는 경우도 있다.

□ 보험에 가입하지 않는 사람을 원조하는 보험

미국의 경우 적어도 26주가 리스크 풀을 창설하고 있다. 리스크 풀이란 일반 보험의 적용을 받을 수 없는 시민이 의료보험에 기입할 수 있는 제도이다. 부금은 비싸다(평균적인 보험료의 약 1.5배). 현재 다른 주에서도 리스크 풀의 실시를 생각하고 있는 것이다.

리스크 풀 보험료는 보장범우에 비해 상당히 비싸기 때문에 다른 주에서는 보험에 가입해 있지 않는 사람을 위한 보장 플랜을 여러 가지 검토하고 있다.

□ 보장 범위

미국의 그룹보험이나 개인보험이나 당신이 들어 있는 보험 조항을 주의 깊게 읽을 필요가 있다.

기본적으로 의료보험에는 2종류가 있다. 입원비를 보장하는 입원보험과 입원중 혹은 병원외의 의사 진찰과를 보장하는 의료보험이다.

보통 보험은 의료비의 80~100%를 보장한다. 보장기한은 일정 연한의 것이나 생애 보장의 것이 있다.

또한 보험에 따라서는 보장 범위를 선택할 수 있는 것도 있다. HIV에 감염해 있어 발병할 가능성이 높은 사람은 가능한 한 넓은 보장범위를 선택해야 할 것이다.

중요한 의료를 받는 비용을 여러 가지로 보장하는 보험도 있다.

예를 들면, 병원외에서의 개호를 허가받은 에이즈 환자의 경우, 재택 개호, 호스피스 개호, 의약품을 받을 수 있다. 부금이 비싸면 그만큼 고율의 연간입원비용의 반제를 받을 수 있기 때문에 어쨌든 지불할 수 있는 범위에서 최고의 보험을 계약하는 것이 좋을 것이다.

□ 보험 가입 전에 걸린 병

보험 가입 전에 걸린 병에 대해서는 보장을 실시하는 보험과 실시하지 않는 보험이 있다. 가입 전의 병 종류를 불문하고 모든 병을 보장하는 보험도 있지만 보험 가입 전의 병의 보험은 전혀 이루어지지 않는 보험도 있다.

보통은 발효일부터 11개월의 특별대기 기간을 두고 가입 전의 병의 보장청구에 응할 수 있는 보험도 있다. 보험 가입 전의 병의 정의는 주에 따라 여러 가지이다.

보험 가입 전의 병에 대해서는 보험을 주의 깊게 검토할 필요가 있다. 왜냐하면 HIV 감염부터 에이즈 발병까지에는 긴 세월을 지나기 때문에 보험회사는 HIV에 감염한 사람에 대해서 선행증상이라고 주장하고 HIV 관련청구에 대한 지불을 거부할지도 모르기 때문이다. 실제 그와 같은 경우가 많이 있어 결정을 기다리고 있는 형편이다.

□ 직장 단위의 보험 계속과 전환

직장을 떠나도 건강 보험은 일시적으로는 계속할 수 있다. 1985년의 미국 통합일괄예산조정법(COBRA)에 의해 최저 20명의 종업원을 가진 고용자 밑에서 일하면 직장을 떠나도 18개월은 그룹 보험을 계속할 자격이 있다.

일할 수 없게 되어 직장을 떠나는 경우는 계속 가능 기간이 29개월이다. 직장을 바꿀 때는 새 직장의 그룹보험에서 가입 전의 병이 보장받게 될 때까지 COBRA를 이용해서 구그룹보험을 계속할 수 있다.

이것과 같은 법률이 몇 주에서 실시되고 있다. 자신의 그룹보험조항과 주보험법의 규정을 보고 직장을 떠나고나서 그룹

보험을 계속할 수 있다.

이것과 같은 벌률이 몇 주에서 실시되고 있다. 자신의 그룹 보험조항과 주보험법의 규정을 보고 직장을 떠나고나서 그룹 보험을 항구적으로 개인 보험으로 전환할 수 있는지 어떤지 조사해 볼 필요가 있을 것이다.

보통은 개인 보험은 그룹보험보다 비싸고 보장범위는 훨씬 좋다. 계속 또는 전환이 가능하면 퇴직후 즉시(20일 이내가 많다) 보험의 전환을 해야 한다. 행동은 빠른 편이 좋다.

□ 보험에 가입해 있지 않으면 선택의 여지가 좁아진다

에이즈나 HIV 관련질환의 진단을 받았지만 보험에 가입해 있지 않는 경우 환자에게는 다음의 선택지밖에 남아 있지 않다.

*그룹건강보험에 가입자격을 할 수 있는 일에 종사한다.

*자신이 있는 주에 블룩로스나 블루실드의 자유가입제도가 있어 경제적인 여유가 있으면 거기에 가입한다.

*자신이 있는 주에 리스크 풀 보험제도가 있어 경제적인 여유가 있으면 가입한다.

*19세 이하(경우에 따라서는 23세 이하로 독신)라면 양친의 보험을 계속하고 후일 개인보험으로 전환해서 본인의 명의로 바꾼다.

*19세 이상이라면 가족과 동거해서, 그 의료보험에 추가해 받을 수 있을지도 모른다. 단 가능성은 희박하다.

*정부 원조의 메디케이드(저소득자, 신장자용의 의료보장제도) 혹은 메디케어(고령자용 의료보장제도)를 신청한다.

말해 두지만 메디케이드나 메디케어는 가장 바람직하지 않은 선택지이다. 메디케어에서는 에이즈 환자라고 진단받고나서 보장을 받을 수 있을 때까지는 2년이나 기다려야 한다. 더구나 메디케어도 의료비를 전액은 부담하지 않는다.

한편 메디케이드는 자산조사제이다. 즉 보험에 가입해 있지 않더라도 저금이 있으면, 저금이 바닥날 무렵이 되어 겨우 보장을 받을 수 있다. 많은 민간 의사는 메디케이드에 가입해 있는 환자를 받지 않는다.

메디케어나 메디케이드에 대해서 좀더 알고 싶은 경우는 소셜워커나 에이즈 단체의 케이스 워커에 문의해 주기 바란다.

□ 국민보험제도

미국 시민 중 3900만 명은 의료보험에 가입해 있지 않아 메디케이드의 자격도 없다. 같은 의료보험에 가입해 있어도 에이즈에 걸리면 의료비를 다 지불할 수 없게 될지도 모른다.

일반적으로 보험 조건은 보험회사의 지불 개시 이전에 개인이 연간 최저 약간을 부담(공제 조항)하게 되어 있다.

또한 피보험자 자기 부담조항에 의해 청구서의 일정률(보통 20%)을 지불해야 한다. 또한 입원비용의 보장액에 제한을 두거나 생애를 통해서 지불하는 금액에 상한을 두는 보험도 있다. 비용이 최대한을 넘으면 차액은 자기 부담이 된다.

또한 의약품, 호스피스, 재택 간호 비용은 보장하지 않는 보험도 많다.

또한 처방전 이외의 치료비의 보장을 하지 않는 보험도 많다.

이와 같은 문제를 해결하는 최선책은 무엇일까? 지금 현재 많은 전문가는 국민보험제도다 라고 생각하고 있다.

□ 생명보험

많은 HIV 혹은 에이즈 감염자는 생애의 반려나 피부양자를 보호하기 위해서 생명보험의 가입을 희망하고 있다. 그렇지만, 대부분의 보험 회사는 10만 달러 이상의 보험 신청자에 대해서 HIV 항체 검사를 의무화하고 있으며 양성이라고 나온 사람의 보험가입신청은 거부하고 있는 것이 현상이다.

또한 피보험자가 에이즈로 죽은 경우는 보험회사는 피보험자가 가입시에 건강상태를 속이고 있었다고 주장하고 보험 지불을 거부하려고 하는 경우도 있다.

자세한 사항은 HIV 감염증에 정통한 동정심 있는 보험업자에게 물어 보면 좋다.

□ 병에 의한 수입손실을 보충하는 보험

병에 걸려서 일할 수 없게 되면 다른 수입원을 찾아야 한다. 단기폐질보험(보통 6개월)은 보통은 고용자가 제공한다(미국의 경우).

또한 과거의 수입과 큰 차이가 없는 금액이 지불되는 장기폐질보험에 가입할 수 있는 직장도 있다.

개인적으로 보험에 가입할 수도 있지만 이것에 대해서는 병이 되기 전에 조사해 둘 필요가 있을 것이다.

정부의 급부금 제도도 여러 가지 있다. 그것에 대해서는 그 지방의 에이즈 단체 혹은 병원부속 소셜 워커에 급부금 신청에 대해서 문의하면 좋다. 급부금이나 신청자격은 매우 복잡하기 때문에 전문가에게 묻는 것이 가장 좋다.

□ 연방 급부금 제도

사회보장국을 통해서 폐질보험이나 보장보조금의 급부를 받을 수 있다.

에이즈 환자는 장해자라고 간주되기 때문에 에이즈에 걸려 일할 수 없는 사람은 이 어느쪽인가에 신청할 자격이 있다.

한편 증상은 있지만 에이즈라고 진단받고 있지 않는 사람은 장해자라고 간주되지 않는다. 당신이 장해자인지 어떤지는 사회보장국이 케이스바이 케이스로 결정할 것이다.

□ 구나 자치제의 급부금 제도

미국에 있어서 주의 폐질보장제도는 종래의 일은 할 수 없지만 다른 일은 할 수 있다고 하는 사람에게 급부된다.

식료 스탬프(그 지방 정부가 관할하는 식료 쿠폰)와 퇴역 군인 수당 프로그램(퇴역군인원호국 관할)이 여기에 포함된다.

또한 에이즈 환자에게는 지방사회원조나 생활보호를 받을 자격이 있고 자치제에 따라서는 에이즈 환자에게 특별 원조를 주는 민간보조 또는 공공보조 프로그램도 있다. 예를 들면 재택원호, 식사택배 서비스, AZT(아지드티미진) 등 고액의약품대의 보조가 그것이다.

우리 나라에도 여러 가지의 제도가 마련(개선)되어 있고 관계 당국에서도 각별한 관심을 보이고 있으므로 문제가 발생했을 때는 지체없이 당국(보건소 등)으로 찾아가 상담하는 것이 좋을 것이다.

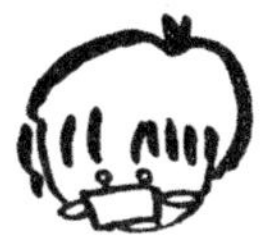

현대가정의학시리즈-40

에이즈 예방과 치료법

2013년 9월 25일 인쇄
2013년 9월 30일 펴냄

지은이 현대건강연구회
펴낸이 최상일
펴낸곳 태을출판사
주 소 서울특별시 중구 동화동 52-107 동아빌딩내
전 화 02·2237·5577
팩 스 02·2233·6166
등 록 1973년 1월 10일 제 4-10호

ISBN   89-493-0423-6 13510

* 잘못 만들어진 책은 잘된 책으로 바꾸어 드립니다.

• **주문 및 연락처**
우편번호 100-456
서울특별시 중구 동화동 52-107 동아빌딩내
전화 02·2237·5577 **팩스** 02·2233·6166